Michael O'Brien

AIDS TO THE EXAMINATION OF THE PERIPHERAL NERVOUS SYSTEM

Sixth Edition

周围神经系统检查手册

（第 6 版）

编　著　〔英〕迈克·奥布莱恩

主　译　吴　文

副主译　王祥龙　康治臣

天津出版传媒集团

天津科技翻译出版有限公司

著作权合同登记号:图字:02-2024-099

图书在版编目(CIP)数据

周围神经系统检查手册 / (英) 迈克·奥布莱恩编著 ;
吴文主译. -- 天津 : 天津科技翻译出版有限公司,
2025. 1. -- ISBN 978-7-5433-4607-9
Ⅰ. R745.04-62
中国国家版本馆 CIP 数据核字第 2025TA1450 号

Elsevier(Singapore)Pte Ltd.
3 Killiney Road, #08-01 Winsland House I, Singapore 239519
Tel: (65)6349-0200; Fax: (65)6733-1817

授权单位:Elsevier (Singapore) Pte Ltd.
出　　版:天津科技翻译出版有限公司
出 版 人:方　艳
地　　址:天津市和平区西康路 35 号
邮政编码:300051
电　　话:(022)87894896
传　　真:(022)87893237
网　　址:www.tsttpc.com
印　　刷:天津海顺印业包装有限公司
发　　行:全国新华书店
版本记录:890mm×1240mm　32 开本　2.5 印张　16 千字
2025 年 1 月第 1 版　2025 年 1 月第 1 次印刷
定价:28.00 元

(如发现印装问题,可与出版社调换)

译者名单

主　译　吴　文

副主译　王祥龙　康治臣

译　者　（按姓氏汉语拼音排序）

陈　慧　樊　涛　方　茜　胡颖璇　胡紫薇
康治臣　刘　巍　刘思诗　刘鑫莉　路鹏程
马骏骎　欧绮玲　庞家慧　史　宇　宋少刚
王　博　王康玲　王祥龙　吴　文　谢绍杭
徐　寅　詹鸿锐　张珊珊

中文版前言

周围神经病变在临床上很常见。周围神经检查对周围神经病变的诊治至关重要,可以帮助我们证实临床之所见,发现临床之未见,明确神经病变的位置和性质。目前的周围神经检查方法多样,包括临床体格检查、神经电生理检查、神经影像学检查、定量感觉测定和神经活体组织检查等。无论何种检查方法,准确的检查都依赖于检查者对神经解剖和支配关系的精准掌握。

M.D. O'Brien 修订的这本书以照片、示意图和表格的形式展示了神经对肌肉和皮肤的支配关系,图文精美。第一次读到本书时,便觉得本书对周围神经系统的检查会有很大帮助。因此,我的团队翻译了这本书的最新版(第 6 版),以供国内从业者参考。本书出版的契机是战争时期伤员对周围神经损伤修复的需求。自 1942 年首次出版以来,本书先后增删再版,已历时 80 余年。战后仍能不断再版,连续传承至今,足见临床从业者对本书的喜爱。本书的图片展示了运动检查时可被触及的肌肉,以及出现周围神经病变时感觉改变的大致区域;示意图展示了脊柱、神经根、臂丛、腰骶丛和各主要神经;表格列出了支配肌肉的神经和主要神经根。希望图解和表格能在从业者对周围神经系统进行检查时有所帮助。

感谢各位参译人员为本书做出的贡献，感谢家人的支持与鼓励。虽然我们已经尽了最大的努力翻译本书，数次校稿，但难免存在错漏，恳请各位同道批评指正，不胜感激。

2024年12月

前 言

1940年,George Riddoch博士担任军队的神经病学顾问专家。他意识到在当前的战争期间有必要建立周围神经损伤修复中心。他与爱丁堡大学的外科学教授J. R. Learmonth合作,分别在爱丁堡附近的Gogarburn和格拉斯哥附近的Killearn建立了周围神经损伤修复中心。Learmonth教授建议编写一份关于周围神经损伤的图解指南以供在综合医院工作的外科医师使用。经与Ritchie Russell博士合作,他们于1941年拍摄了一些肌肉相关检查的示范图片。Russell博士于1942年返回牛津,M. J. McArdle博士接替他担任苏格兰委员会的神经专科医师。在爱丁堡大学医学影像系的帮助下,McArdle博士在Gogarburn完成了图片的整理工作。后来大约分发了20份副本供苏格兰的外科医师使用。

1942年,Learmonth教授和Riddoch博士补充了一些示意图以说明神经肌肉支配关系(改编自Pitres和Testut的*Les Neufs en Schemas*,Doin,Paris,1925),以及皮神经的感觉分布区和皮节情况。美国医学研究委员会在1942年首次出版了《周围神经损伤检查手册》(战争备忘录,第7号),并于1943年出了修订本。在接下来的30年里,《周围神经损伤检查手册》作为范本发行了数千份。

本书于1972年至1975年间彻底被修订,增加了许多新的照片和图表，其中包括一幅臂丛的彩色示意图，并以《周围神经系统检查手册》(备忘录,第45号)的标题再版。这反映了当时学生和从业人员对这本小册子的喜爱,以及在临床神经病学中的广泛应用,已不同于神经损伤修复的战时要求。

1984年,医学研究委员会将出版这本书的责任转交于Guarantors of Brain,后者准备新版的发表。新版中对一些图解进行了修改,并收录了腰骶丛的示意图。

1943年版、1976年版和1986年版大部分照片中的检查医师是McArdle博士,他已于1989年去世。2000年出版的第4版增加了新的彩色照片,在这些照片中由M. D. O'Brien博士担任检查医师。这一版保留了原先臂丛和腰骶丛的示意图,其余所有图解都被重新绘制,包括皮节分布部分。2010年出版的第5版对前言进行了修订,并增加了三叉神经皮区的示意图。这一版还新增了脊柱和脊神经根的示意图(用箭头表示常见的压迫和压迫性麻痹的周围神经),以及男性腹股沟区和女性会阴区的皮节和神经分布的示意图。神经示意图不是为了说明解剖细节,而是为了显示神经支配的一般顺序,以便确定病变的程度。在本书中,展示的是正常模式,但其实周围神经的分支模式有相当大的变异(Sunderland,1978年)。目前已对现有的图解进行了一些细微的修改。

M.D. O'Brien
for The Guarantors of Brain

组织机构

MRC 神经损伤委员会，1942—1943

Brigadier G. Riddoch, MD, FRCP (*Chairman*)

Brigadier W. Rowley Bristow, MB, FRES

G. L. Brown, MSC, MB (1942)

Brigadier H. W. B. Cairns, DM, FRCS

E. A. Carmichael, CBE, MB, FRCP

Surgeon Captain M. Critchley, MD, FRCP, RNVR

J. G. Greenfield, MD, FRCP

Professor J. R. Learmonth, CBE, CHM, FRCSE

Professor H. Platt, MD, FRCS

Professor H. J. Seddon, DM, FRCS (1942)

Air Commodore C. P. Symonds, MD, FRCP

J. Z. Young, MA

F. J. C. Herrald, MB, MRCPE (*Secretary*)

MRC 修订小组委员会，1972—1975

Sir Herbert Seddon, CMG, DM, FRCS (*Chairman until October 1973*)

Professor J. N. Walton, TD, MD, DSC, FRCP (*Chairman from October 1973*)

Professor R. W. Gilliatt, DM, FRCP

M. J. F. McArdle, MB, FRCP

M. D. O'Brien, MD, MRCP

Fourth edition prepared for the Guarantors of Brain, 1999—2000
Fifth edition prepared for the Guarantors of Brain, 2009—2010
Sixth edition prepared for the Guarantors of Brain, 2020—2022
M. D. O'Brien, MD, FRCP

致　谢

Guarantors of Brain 非常感谢以下人员：

Patricia Archer 博士：负责臂丛和腰骶丛示意图的绘制；

Ralph Hutchings：负责摄影；

Paul Richardson、Richard Tibbitts 和 Joanna Cameron：负责插图和图表；

Michael Hutchinson 博士和 Robert Whitaker 博士：负责提供神经解剖学方面的建议；

Sarah Keer-Keer（Harcourt 出版社）：为本书的出版提供了支持和帮助。

目 录

本图集旨在为周围神经或神经根病变患者的检查提供指导。

检查应尽可能在温暖和安静的房间进行，以避免受到干扰。大多数患者对神经系统检查的流程并不熟悉，所以检查者应详细地向患者解释检查的内容和目的，以确保他们能够积极配合。

运动功能检查

观察：在静息状态下观察四肢有无异常姿势、萎缩和肢体震颤。

肌张力：对于成年患者，肌张力的评估仅用于上运动神经元损伤和锥体外系病变。

力量：肌肉力量可通过单个关节的活动力度来评估，单一关节的活动由多块肌肉通过不同方式完成，这些肌肉由不同的神经根和周围神经支配。

一块肌肉可以作为原动肌、固定肌、拮抗肌或协同肌。例如，尺侧腕屈肌在屈曲和内收腕关节时作为原动肌；在小指展肌收缩时作为固定肌来固定豌豆骨；在腕关节伸展时作为拮抗肌来抵抗其伸展；在手指伸展时作为协同肌来避免腕关节的伸展。

运动选择

理想情况下，应选择能区分上下神经元病变并受单一神经根和周围神经支配的运动，在周围神经病变中，能帮助确认受损神经和损伤部位。因此，应优先考虑检查那些受单一神经根支配、易诱发反射、受单一周围神经支配、可被触及发现、影响运动的主要或唯一的肌肉。满足上述所有要求通常是不可能的，尤其对下肢来说。第 67 页的表格列出了常用的运动检查，提示神经损伤是否为上运动神经元损伤，并给出了支配它们的主要神经根、存在的相关反射（如果存在的话）、参与支配的周围神经和主要效应肌。

技术方法

当检查运动时，检查者应固定患者关节的近端肢体，以使检查局限于选定的肌肉群，不需要患者通过收缩近端的肌肉来固定肢体。在本书中，这一原则在图 13、图 20、图 30、图 33 等图解中有所体现。在一些图解中，为直观起见，省去了检查者的支撑手（如图 32、图 34 至图 36、图 50 和图 55）。关于检查的力度，应让患者以普通肌力配合检查者即可，这样更容易评估不易察觉的肌无力（如图 23 和图 72）。对所有患者均应采用统一的检查方法，这样可以使检查者获得不同检查对象的力量变化的经验。图解对最佳的检查技术进行了阐释。

检查者可以用英国医学研究委员会（MRC）评分来评估肌力，但MRC 评分是非线性的。因此，通常需要对第 4 级肌力进行细分。可将第 4 级肌力细分为 4-、4 和 4+，以分别提示在轻微、中等和强烈阻力下的运动。

肌力的 MRC 评分

0 无肌肉收缩

1 可以察觉到的肌肉收缩

2 非抗重力情况下，可以全幅度地主动活动

3 抗重力的主动活动

4 抗重力和抗阻力的主动活动

5 正常肌力

在周围神经示意图中，肌肉按通常的神经支配顺序排列。每块肌肉的神经起源及皮支的神经起源被标注出来，以帮助明确损伤部位。在检查方法的图解中，每块肌肉常见的神经支配和相应脊髓节段一起被列出，重要的内容使用了粗体标记。肌肉的神经根和周围神经支配情况见第 64~66 页的表格。

感觉功能检查

让患者指出感觉异常区域的轮廓有助于更详细的检查。如果这样能够清楚提示周围神经的分布（例如，股外侧皮神经，感觉异常性股痛，图 61），这块区域可用棉花棒或手指完成轻触检查，也可用干净的大头针来检测疼痛（不要使用容易刺破皮肤的针）。以上两种检查均应先在感觉异常区域进行，之后过渡到感觉正常区域。如果感觉异常区域发生了感觉超敏（痛觉过度），则应逆向检查。

此外，不同的感觉检查有利于区分不同的疾病，如触觉、振动觉和关节位置觉用于检查同侧脊髓后柱疾病，痛觉和温度觉用于检查脊髓

丘脑束交叉纤维的疾病。振动觉,如重复的触碰或压力刺激,可用于检查脱髓鞘周围神经病变。两点辨别觉是敏感和定量的轻触觉检查,但是只在检查面部和指尖时可靠。检查时通常从正常阈值或阈值以下开始刺激,按需增加刺激量。

相邻神经根支配的皮肤(皮节)区域有大面积的重叠,所以阻断单一神经根只会导致非常小区域的感觉障碍。相反,带状疱疹的皮疹范围很广泛，因为带状疱疹病毒可影响受侵犯神经根支配的整个区域。图90至图95中的皮区是较保守的图示。非连续的皮区用加粗的轴线分开,其在边界区更明显。周围神经病变后的损伤区域比神经根病变后的损伤区域更可信且固定。图中显示的是常见区域。有些神经在不同患者之间表现出相当大的变异(图27、图61和图64),但有一些神经则不变,例如,尺神经在无名指的近节分叉(图48)。

单神经病变主要有两个原因：

(1)嵌压于正常解剖结构，会发生在神经穿行的纤维－骨性通道处或越过的筋膜平面处。

(2)受外力压迫，通常发生在神经相对不受保护的部位(例如，处于皮肤和骨骼之间)。

1. 嵌压性神经病变

正中神经(第 27 页)

旋前圆肌综合征：神经被嵌压在旋前圆肌的两个头之间。

骨间前神经综合征：该神经可单独或与正中神经一起被嵌压在旋前圆肌的两个头之间。在这种情况下，神经痛性肌萎缩是可能的病因。

腕管综合征：神经被嵌压在屈肌支持带下方的腕管中。

尺神经(第 33 页)

肘管综合征：当肘关节完全屈曲时，神经被嵌压在尺侧腕屈肌的两个头之间。

骨间后神经受嵌压

该神经可能被嵌压在 Frohse 弓形组织内旋后肌的两个头之间。

T2~T6 肋间神经的背侧皮支受嵌压(第 14 页)

感觉异常性背痛：神经在穿过竖脊肌时被嵌压。

股外侧皮神经受嵌压(第 43 页)

感觉异常性股痛：神经在穿过髂前上棘内侧的腹股沟韧带时被嵌压。

腓总神经受嵌压(第 46 页)

神经被嵌压在腓骨长肌和腓骨头之间。

2. 压迫性神经病变

桡神经(第 19 页)

上臂桡神经受压(星期六夜麻痹):神经在肱骨螺旋沟内受压。

桡浅神经受压:神经可能在前臂外侧缘受压于桡骨。

尺神经(第 33 页)

迟发性尺神经麻痹:神经在尺神经沟(髁后沟)处受压。

腕部尺神经受压(Guyon 管):神经可能在 Guyon 管内(腕尺管)受压。

深运动支受压:可能在钩骨钩处受压。

坐骨神经受压(第 51 页)

神经在臀大肌下方进入大腿时可能受压。

股后皮神经受压(第 44 页)

神经在臀大肌下方进入大腿时可能受压。

腓总神经受压(第 46 页)

可能在腓骨头处受压。

易受压的位置在图解中用红色箭头标记。

本节未纳入创伤导致的问题,这些问题的病变部位通常很明显,如刺伤、骨折、枪伤和手术等。注意,以上这些单神经病变的临床特征在多发性单神经炎、隐匿性多神经病变、全身性血管炎、糖尿病或家族性压迫性麻痹中也可能有所表现。

关于单神经病变临床特征的详细讨论可参考 Staal A, van Gijn J, Spaans F. *Mononeuropathies, Examination, Diagnosis and Treatment*. London: WB Saunders; 1999.ISBN 0-7020-1779-5.

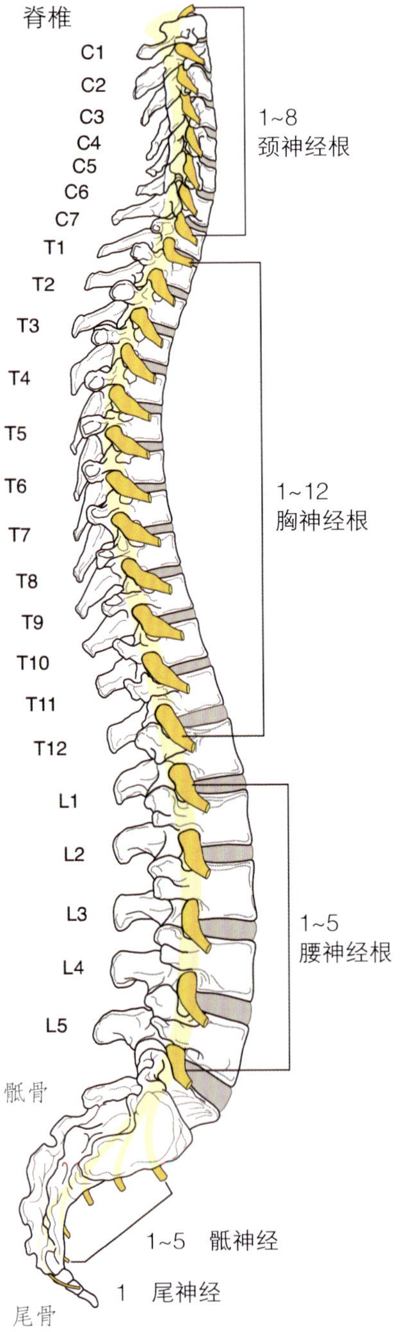

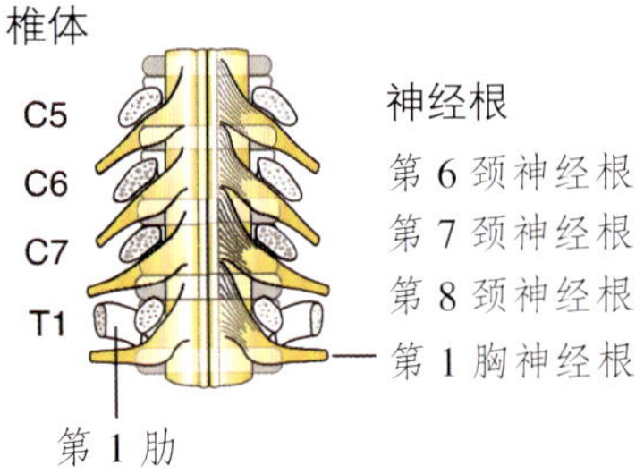

注：

颈神经根一般在相应序号椎体的上方，且靠近椎间盘，所以 C6 神经根会受到 C5/6 椎间盘突出的影响。

有 8 个颈神经根，但只有 7 个颈椎椎体，所以在 C7 椎体以下，神经根在相应的椎体下面。在腰椎区域，神经根会受到相应椎体上方椎间盘突出的影响。例如，L5 神经根会受到 C4/5 椎间盘突出的影响。

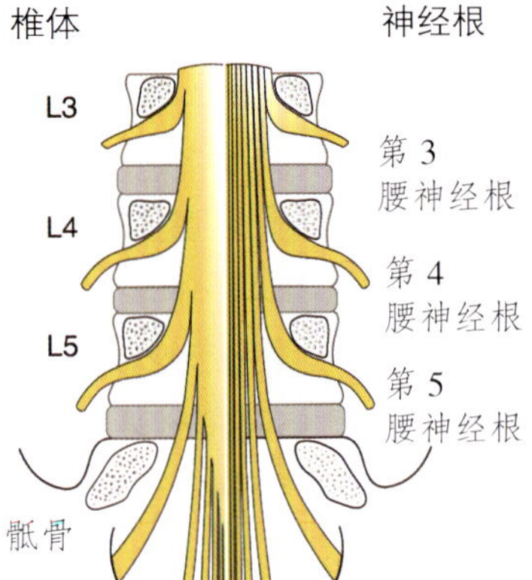

图 1 脊柱和脊神经根示意图。

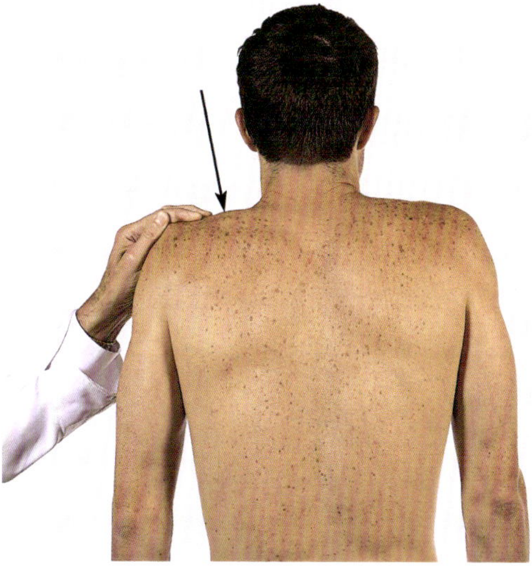

图 2 斜方肌(脊副神经、C3、**C4**)。
患者耸肩以抵抗检查者施加的阻力。
箭头:可以看到和触及斜方肌上部较厚的纤维。

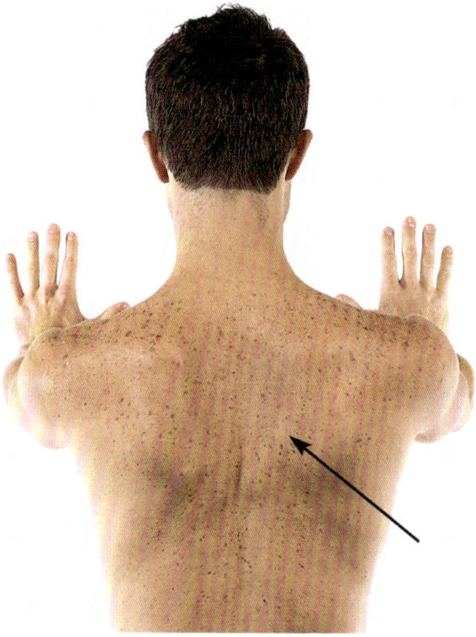

图 3 斜方肌(脊副神经、C3、**C4**)。
患者肘关节伸直,手掌推墙。
箭头:可以看到和触及斜方肌下部的纤维。

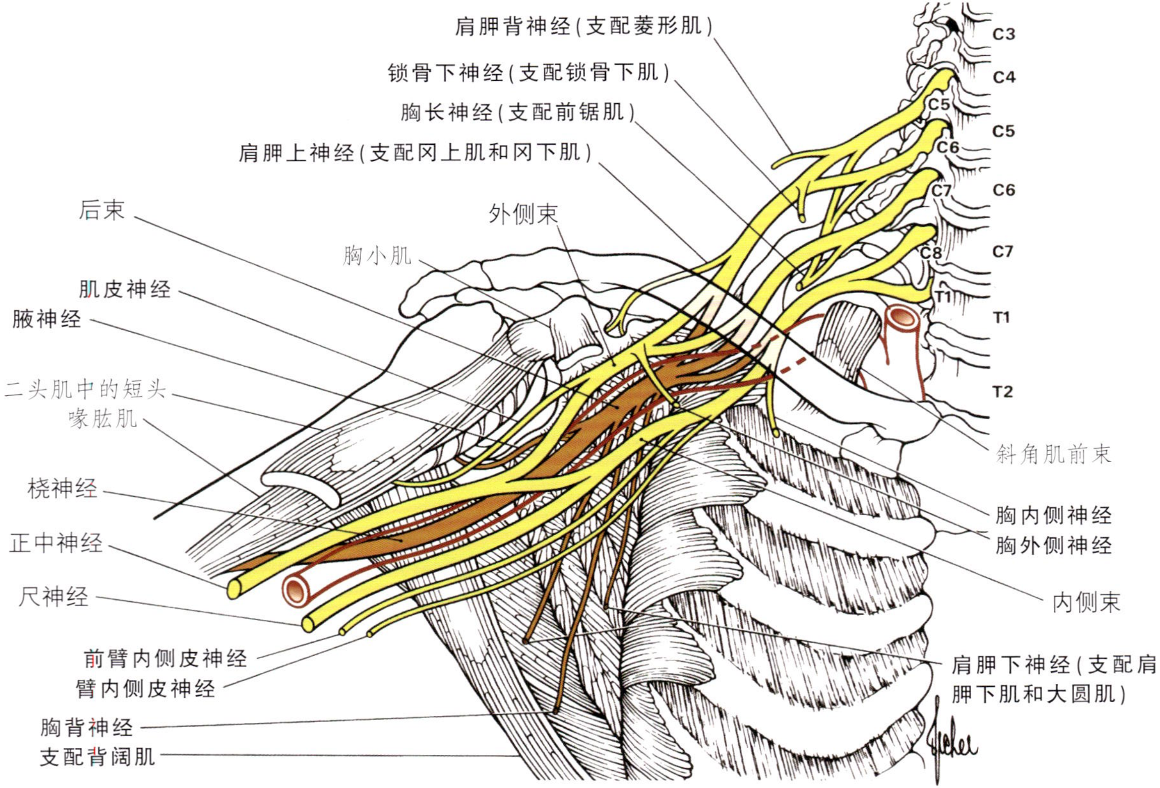

图 4　臂丛的示意图，臂丛的分支及其所支配的肌肉。

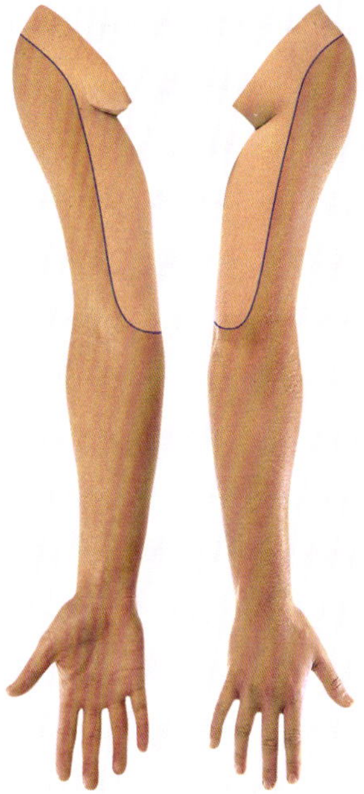

图 5　臂丛完全性损伤造成感觉改变的大致区域(C5、C6、C7、C8、T1)。

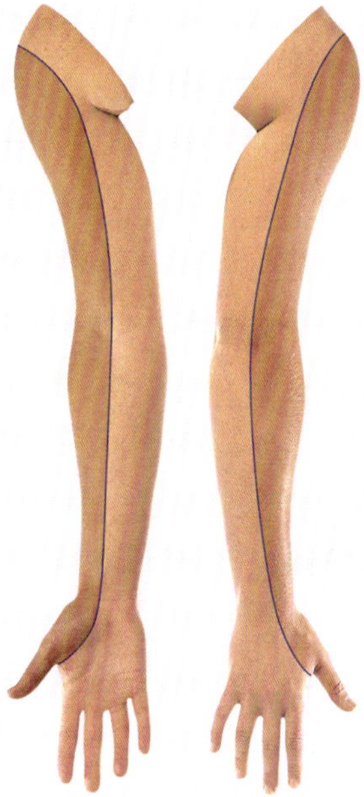

图 6　臂丛上干(C5、C6)损伤造成感觉改变的大致区域。

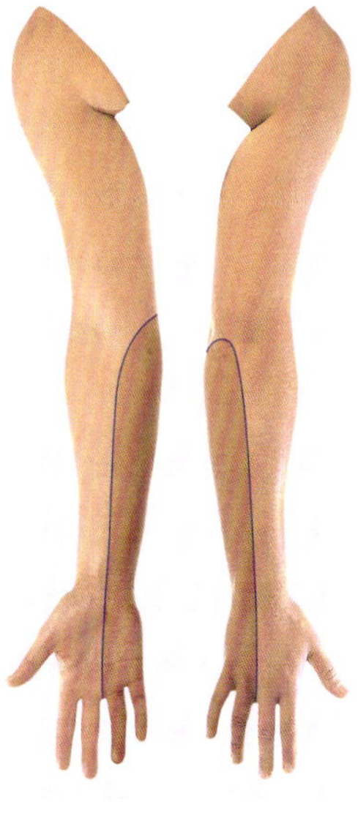

图 7　臂丛下干（C8、T1）损伤造成感觉改变的大致区域。

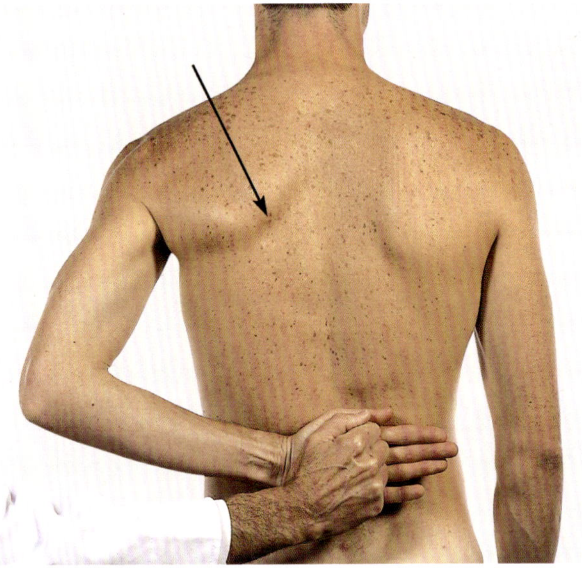

图 8　菱形肌（肩胛背神经；C4、C5）。
患者手掌用力，向后推检查者的手。
箭头：可触及肌腹，有时也可看到。

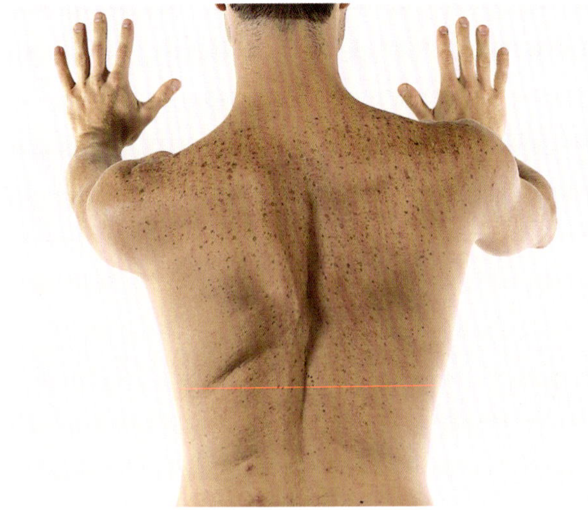

图 9　前锯肌（胸长神经；C5、**C6**、C7）。
患者用力推墙。该患者左侧前锯肌无力，出现翼状肩。

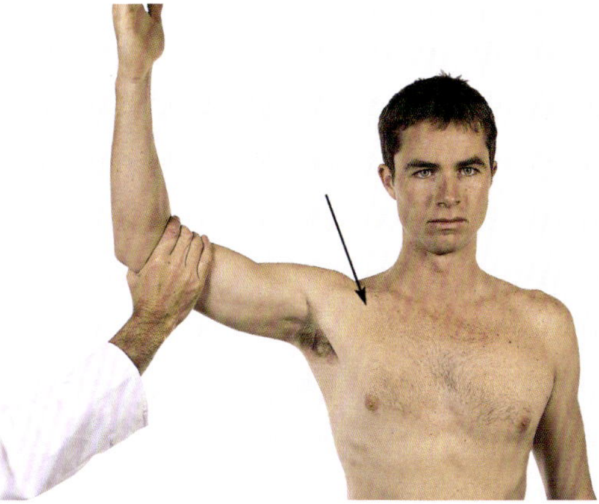

图 10　胸大肌：锁骨部（胸外侧神经；**C5**、C6）。
患者上臂外展高于水平面，对抗检查者的手向前推。
箭头：可看到和触及胸大肌的锁骨部。

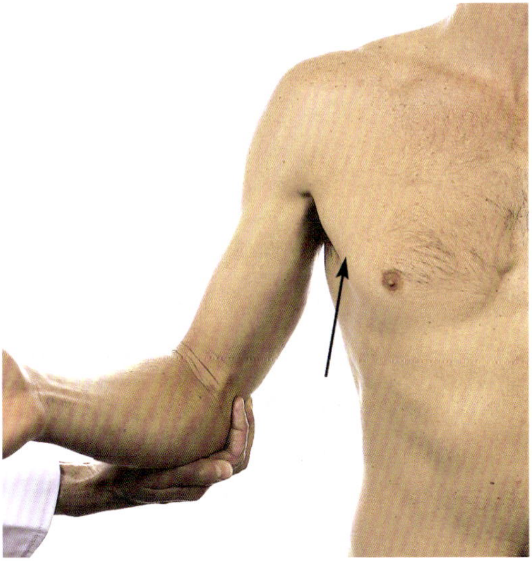

图 11　胸大肌：胸肋部（胸外侧和内侧神经；C6、**C7**、C8、**T1**）。
患者对抗阻力，内收上臂。
箭头：可看到和触及胸大肌的胸肋部。

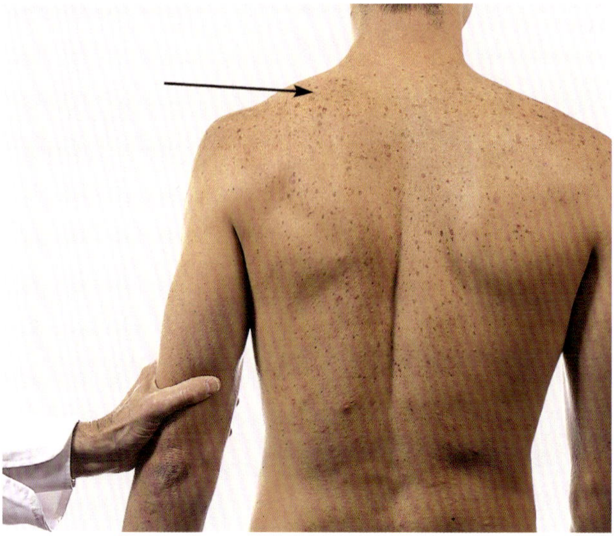

图 12 冈上肌(肩胛上神经;**C5**、C6)。
患者对抗阻力,外展上臂(外展小于 30°)。
箭头:可看到和触及肌腹。

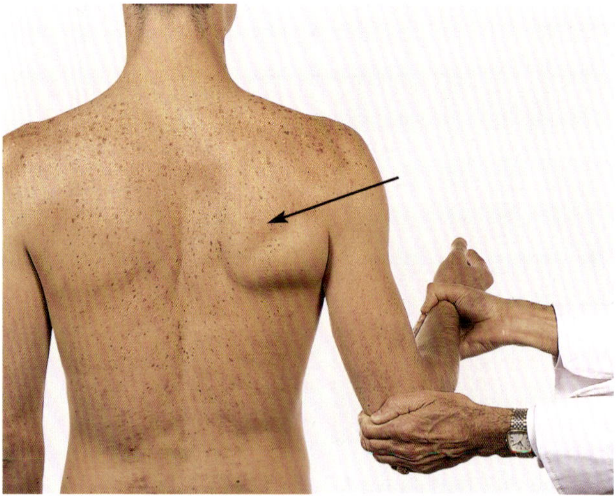

图 13 冈下肌(肩胛上神经;**C5**、C6)。
患者对抗阻力,外旋上臂。检查者的手对抗患者的运动,并将其肘关节维持在合适的角度支撑前臂;检查者的左手支撑患者的肘关节并防止其肩关节外展。
箭头:可看到和触及肌腹。

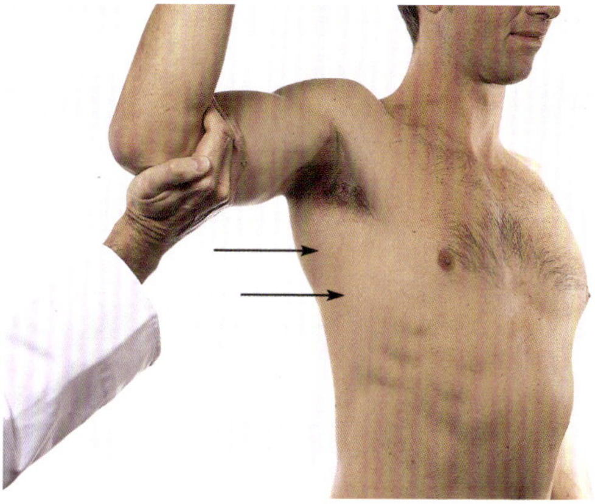

图 14　背阔肌(胸背神经;C6、**C7**、C8)。
患者水平外展肩关节,前臂上举,对抗阻力,内收(向下内收)。
下方箭头:肌腹可被看到和触及。上方箭头:大圆肌。

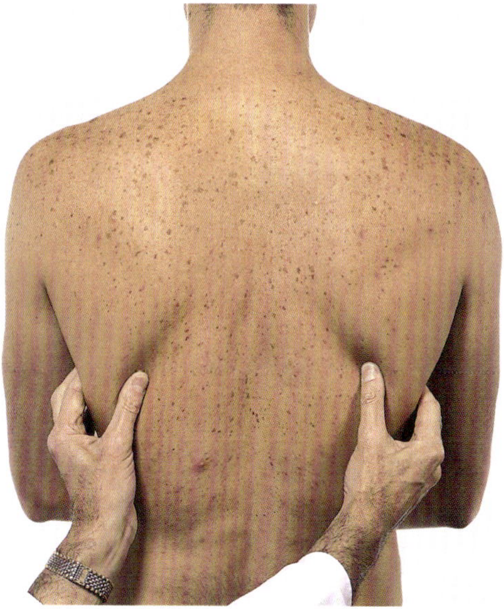

图 15　背阔肌(胸背神经;C6、**C7**、C8)。
如图所示,当患者咳嗽时,检查者能感觉到患者背阔肌肌腹的收缩。

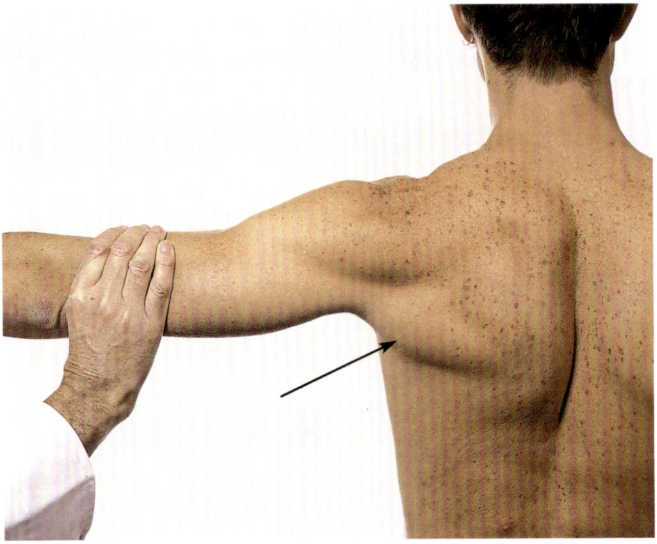

图 16 大圆肌(肩胛下神经;C5、C6、C7)。
患者对抗阻力,内收上臂。
箭头:可看到和触及肌腹。

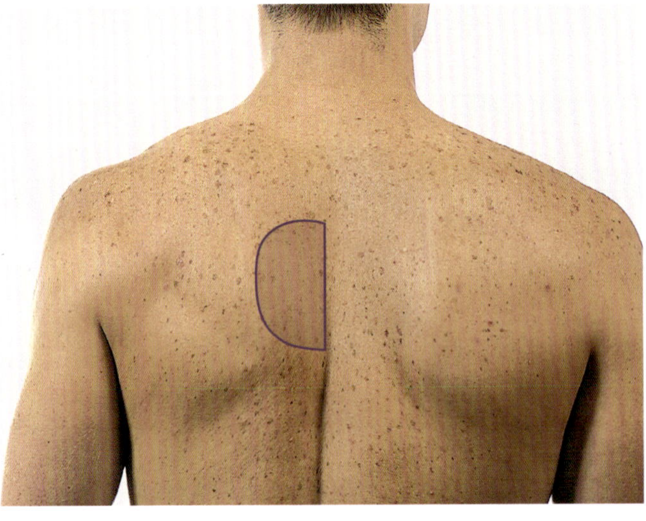

图 17 T2~T6 肋间神经后皮支病变造成感觉改变的大致区域(感觉异常性背痛)。

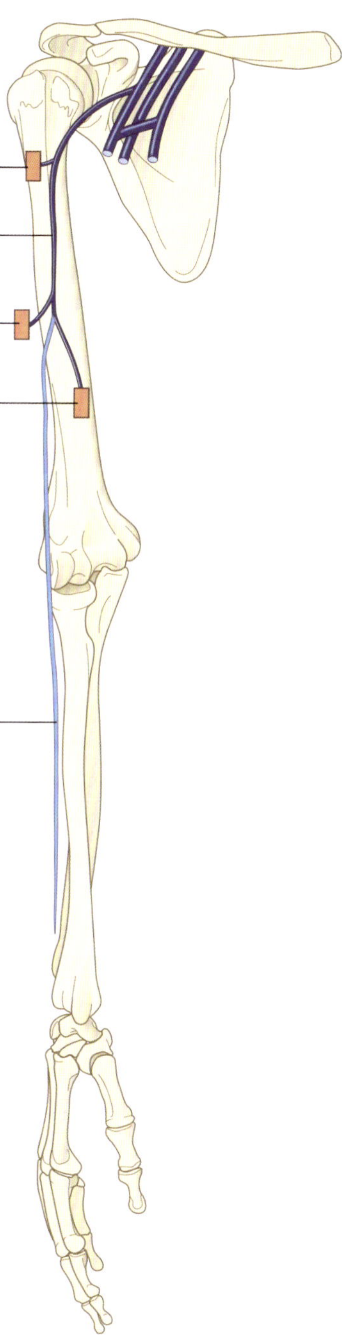

图 18 肌皮神经的示意图，主要皮支及其所支配的肌肉。

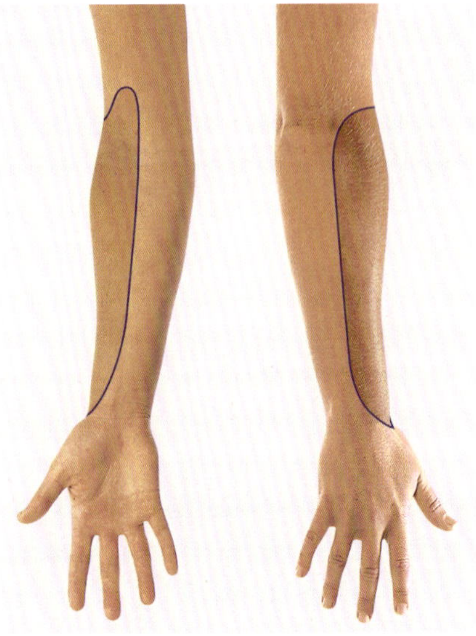

图 19　肌皮神经损伤造成感觉改变的大致区域。（前臂外侧皮神经的分布区）

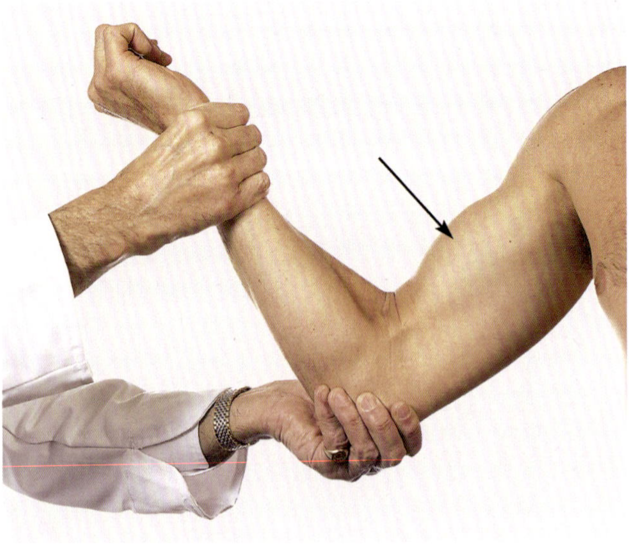

图 20　肱二头肌（肌皮神经；**C5**、**C6**）。患者对抗阻力，屈曲旋后的前臂。
箭头：可看到和触及肌腹。

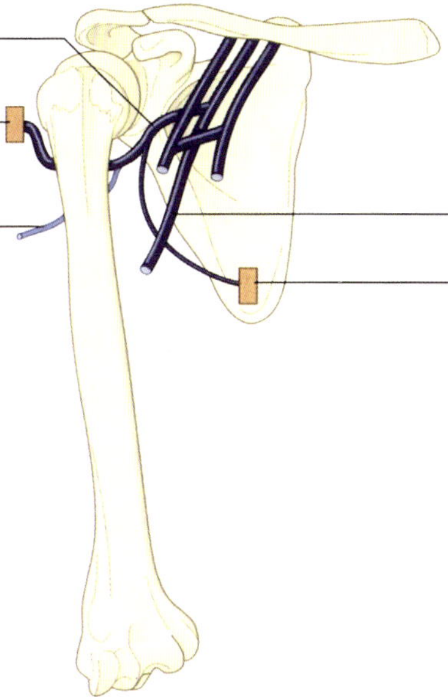

图 21　腋神经的示意图,主要皮支及其所支配的肌肉。

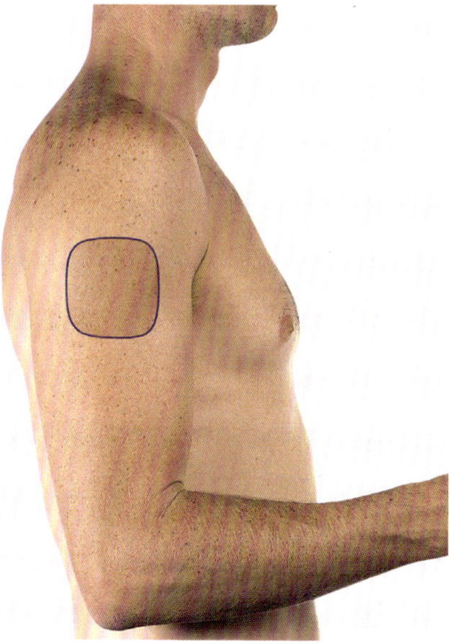

图 22　腋神经损伤造成感觉改变的大致区域。

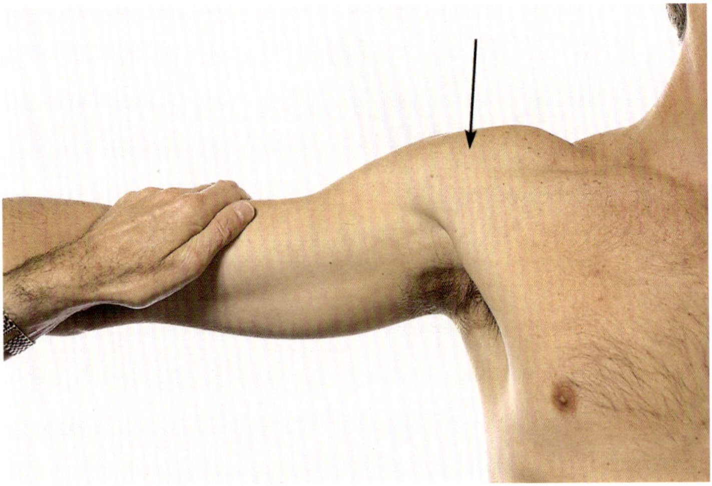

图 23　三角肌(腋神经;**C5**、C6)。
患者对抗阻力,外展上臂。
箭头:可以看到和触及三角肌前和中部的肌纤维。

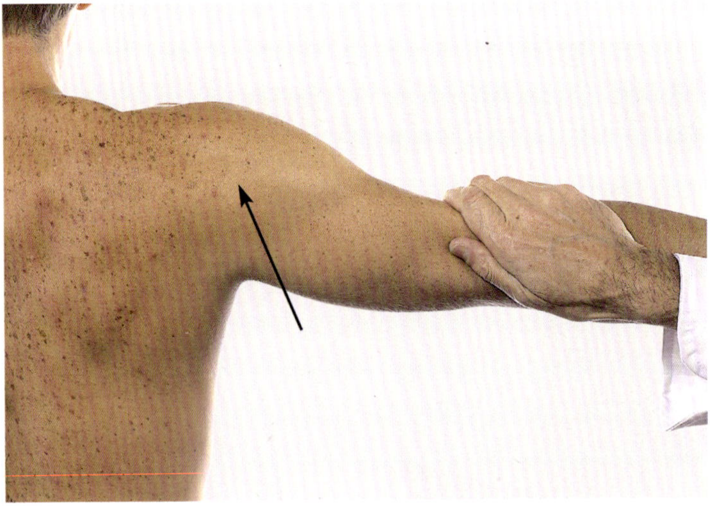

图 24　三角肌(腋神经;**C5**、C6)。
患者对抗阻力,外展上臂。
箭头:可以看到和触及三角肌后部的肌纤维。

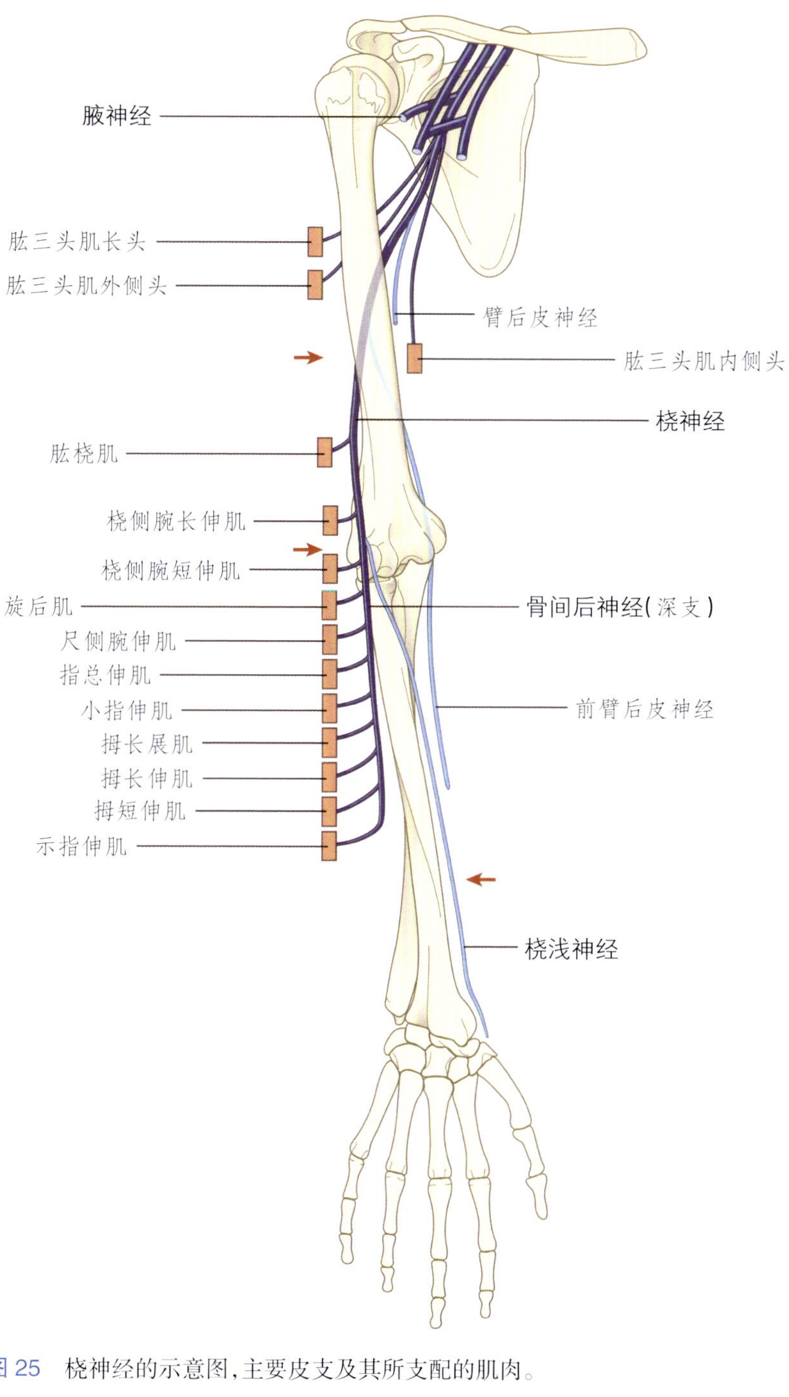

图 25　桡神经的示意图,主要皮支及其所支配的肌肉。

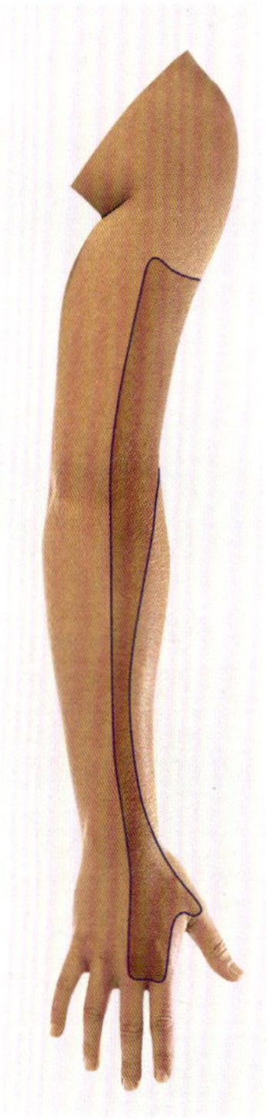

图 26　桡神经高位损伤时(在臂外侧下皮神经、臂后皮神经和前臂后皮神经的起点之上)造成感觉改变的大致区域。区域面积通常很小,可记录感觉缺失变化。

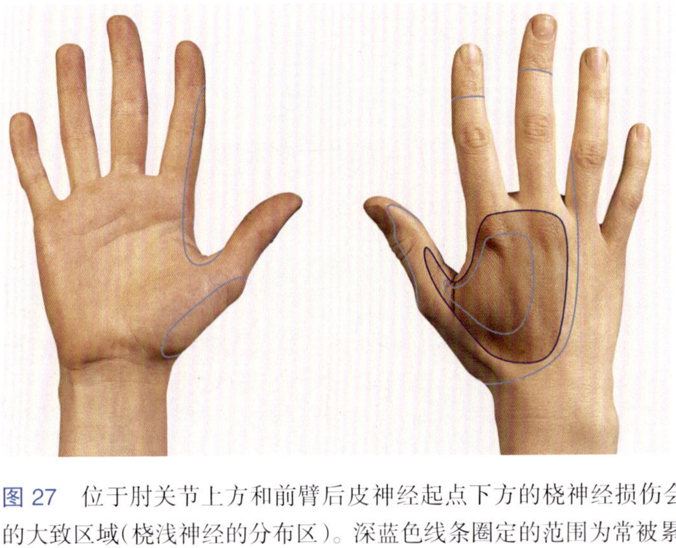

图 27　位于肘关节上方和前臂后皮神经起点下方的桡神经损伤会造成感觉改变的大致区域(桡浅神经的分布区)。深蓝色线条圈定的范围为常被累及的区域;浅蓝色线条圈定的范围为另外可能被累及的区域,该区域可能更小或更大。

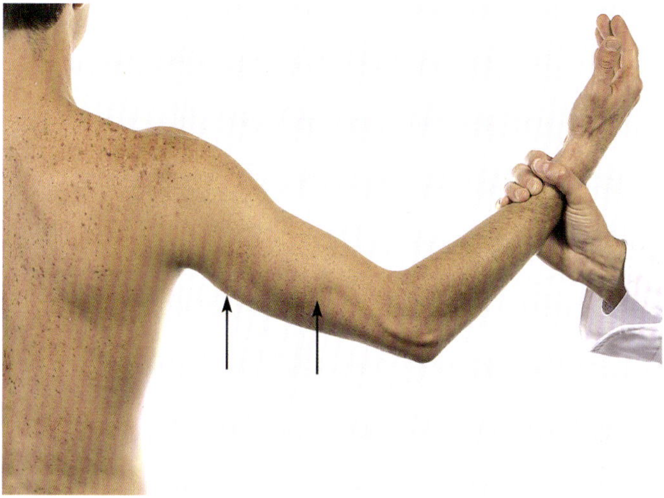

图 28　肱三头肌(桡神经;C6、**C7**、C8)。
患者对抗阻力,在肘关节处伸直前臂。
箭头:可以看到和触及肱三头肌的长头和外侧头。

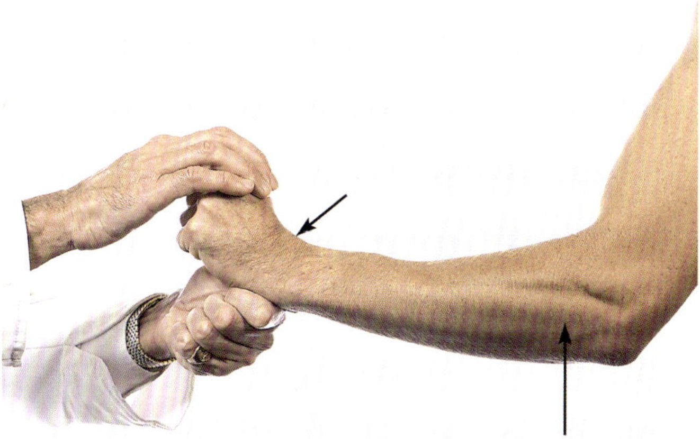

图 29　桡侧腕长伸肌(桡神经;C5、**C6**)。
患者对抗阻力,在腕关节处伸直和外展手部。
箭头:可触及肌腹和肌腱,通常也可以看到。

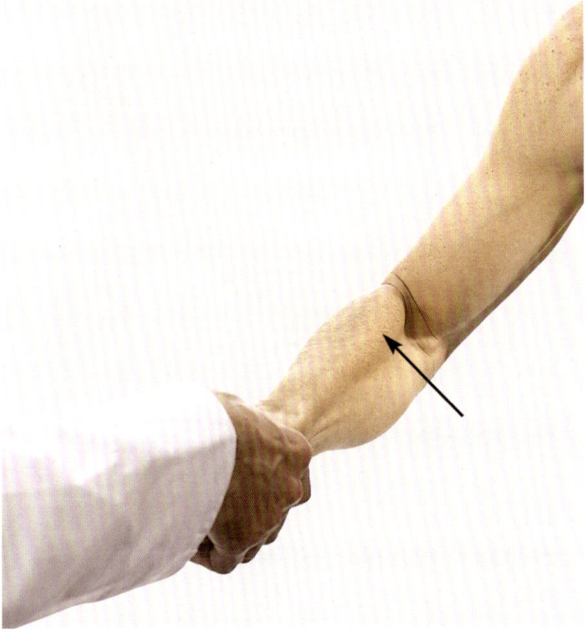

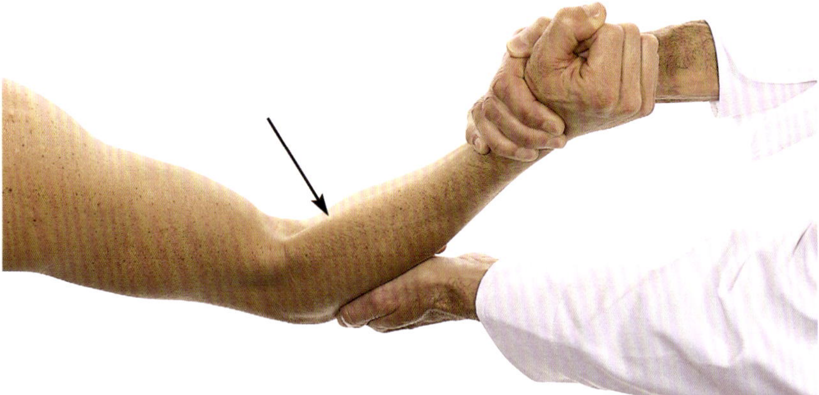

图 30 肱桡肌(桡神经;C5、**C6**)。
患者在前臂处于旋前位和旋后位之间对抗阻力,屈曲前臂。
箭头:可以看到和触及肌腹。

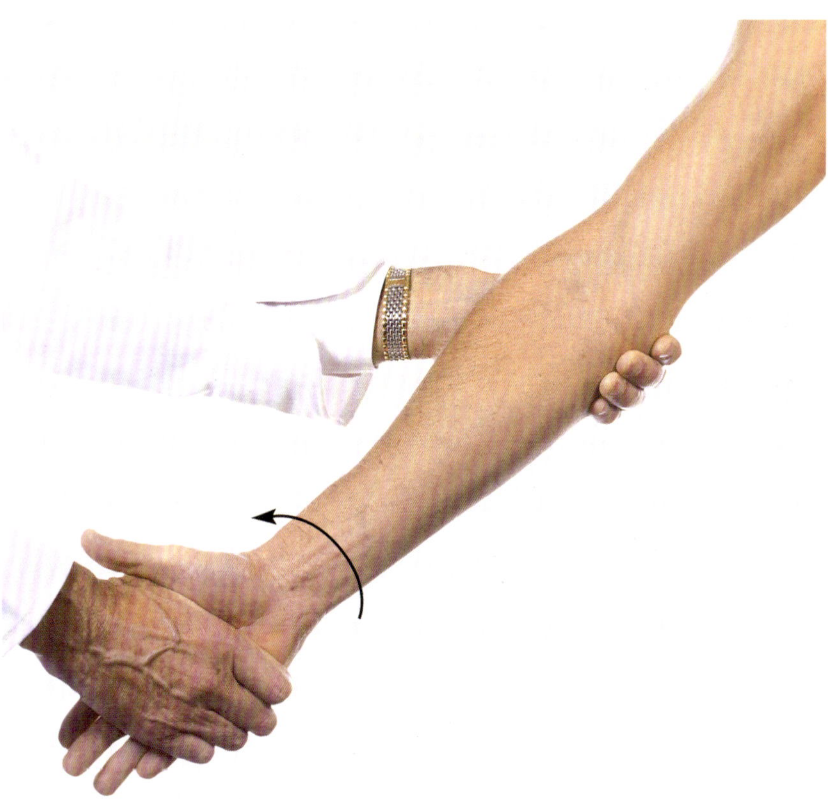

图 31 旋后肌（桡神经；**C6**，C7）。
患者前臂在肘关节处伸直，对抗阻力，旋后前臂。

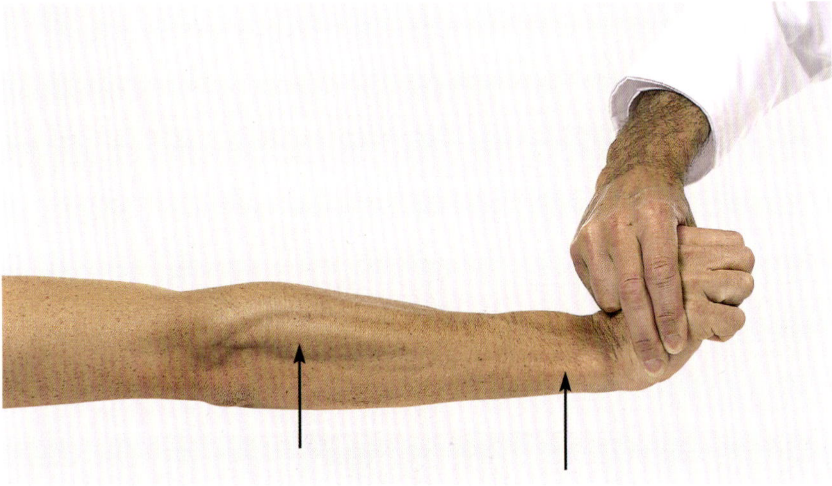

图 32 尺侧腕伸肌(骨间后神经;**C7**、C8)。
患者对抗阻力,在腕部伸展和内收手部。
箭头:可以看到和触及肌腹和肌腱。

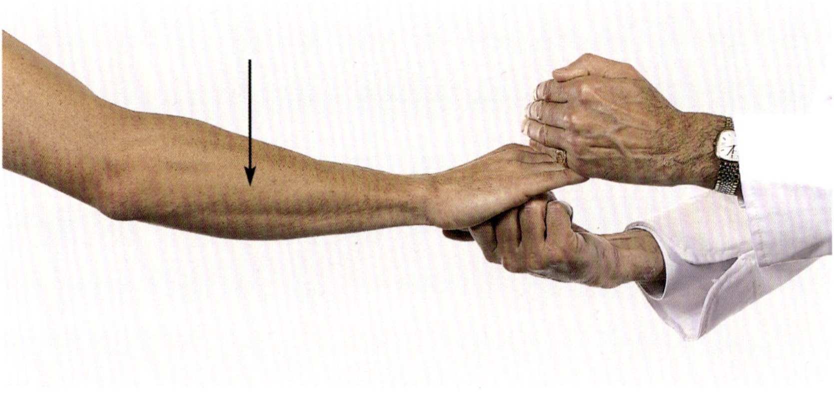

图 33 指总伸肌(骨间后神经;**C7**、C8)。
检查者右手支撑固定患者的手,患者掌指关节对抗检查者左手阻力维持在伸直位。
箭头:可以看到和触及肌腹。

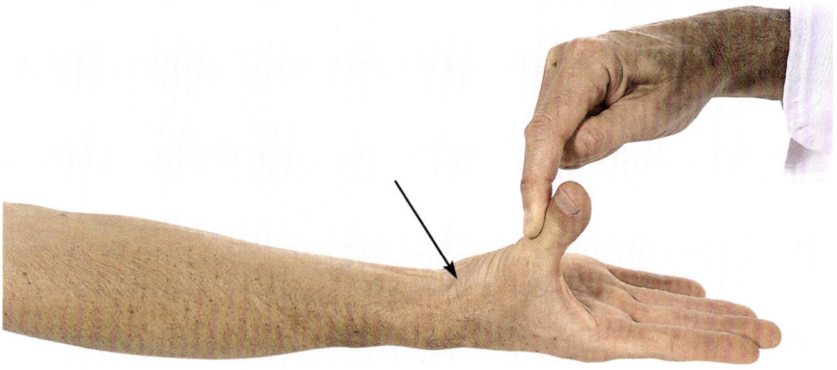

图 34　拇长展肌(骨间后神经;**C7**、C8)。
患者外展第一腕掌关节,使拇指与手掌成直角。
箭头:在拇短伸肌肌腱的前方,可以看到和触及拇长展肌肌腱(图 36)。

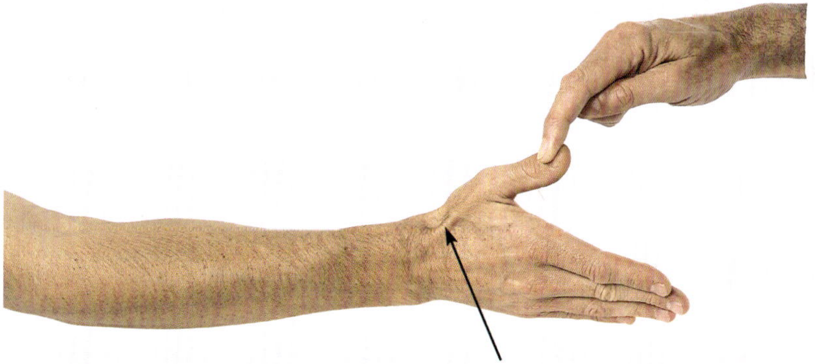

图 35　拇长伸肌(骨间后神经;**C7**、C8)。
患者在第一指间关节处对抗阻力,伸直拇指。
箭头:可以看到和触及肌腱。

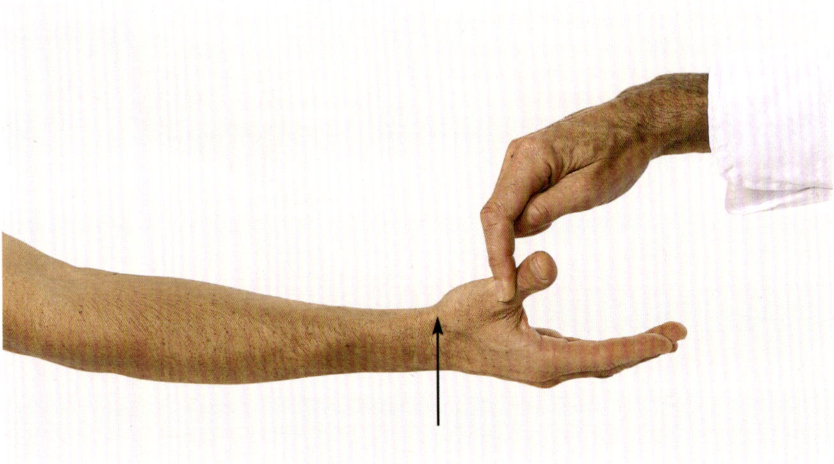

图 36　拇短伸肌(骨间后神经;**C7**、C8)。
患者在第一掌指关节处对抗阻力,伸直拇指。
箭头:在拇长展肌(图 34)肌腱的后方,可以看到和触及拇短伸肌肌腱。

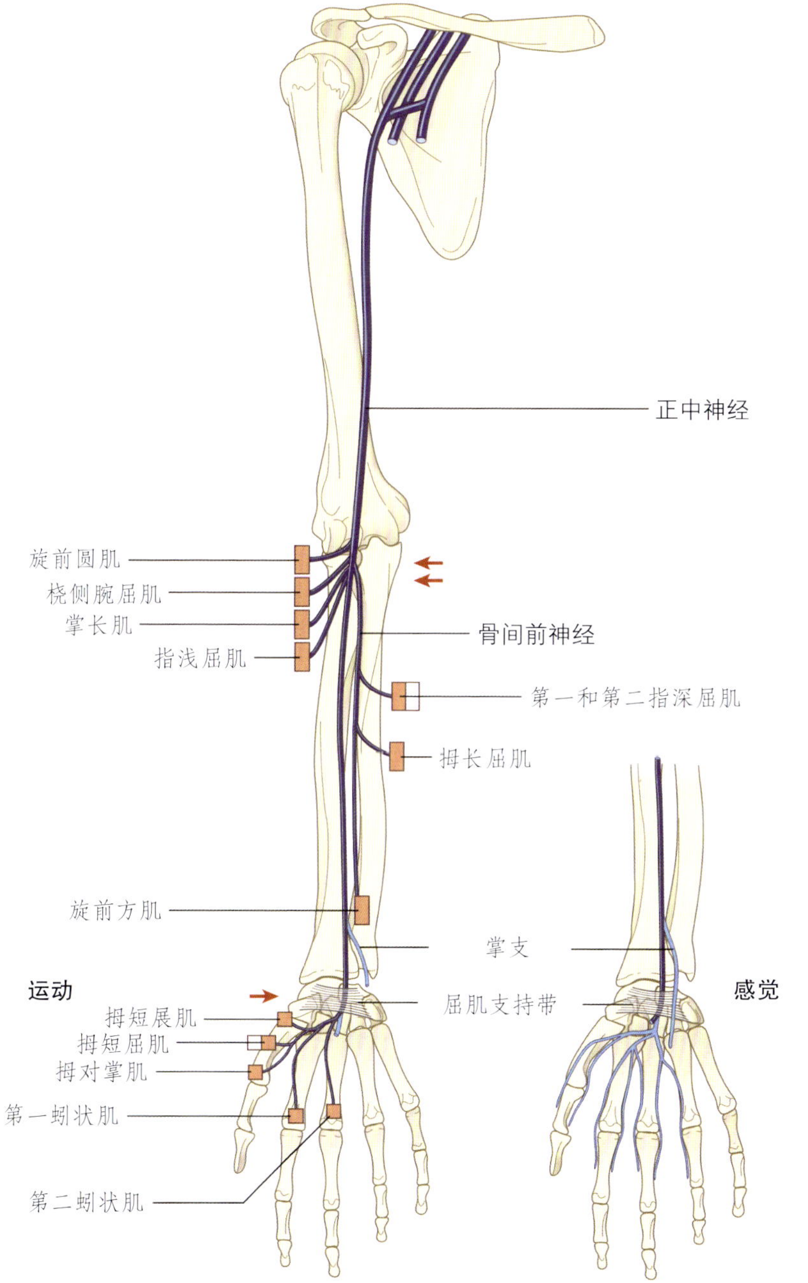

图37　正中神经的示意图,皮支及其所支配的肌肉。注:白色方框表示所示肌肉受其他周围神经的部分神经支配(图47、图59和图60)。

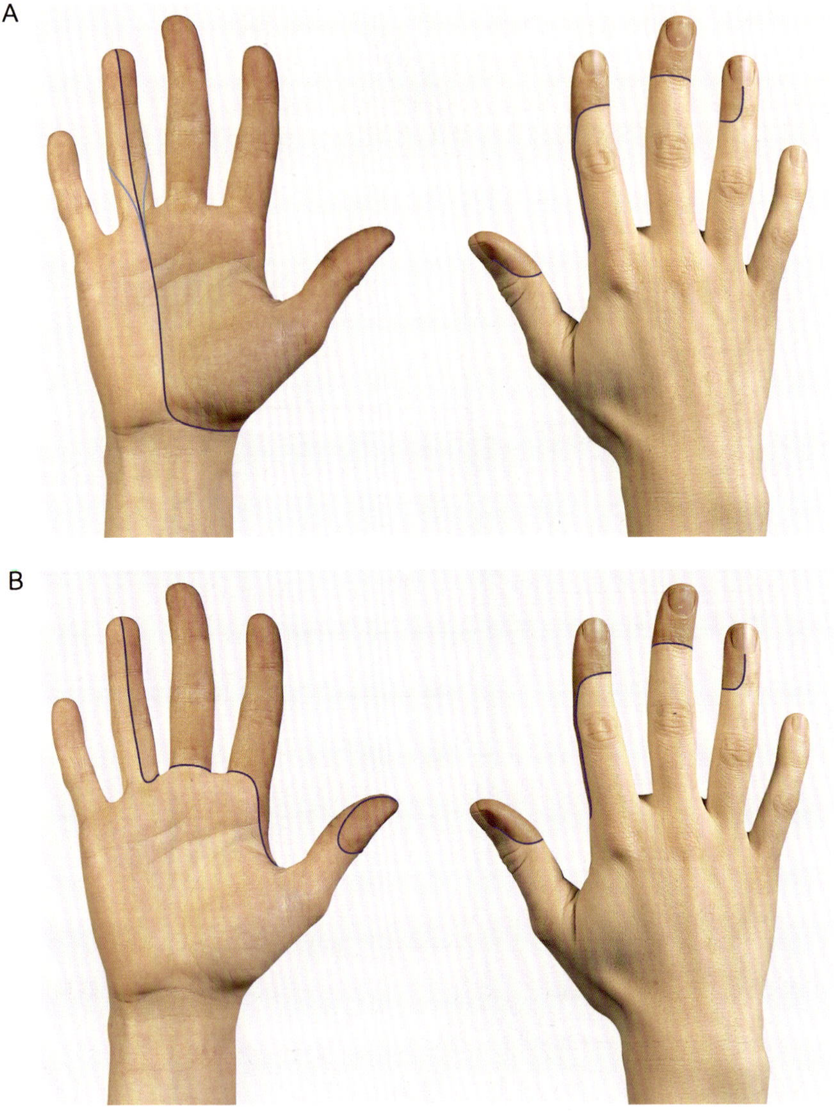

图 38　正中神经的前臂(A)或腕管(B)处损伤造成感觉改变的大致区域。注意掌支的保留情况,它不穿过腕管。

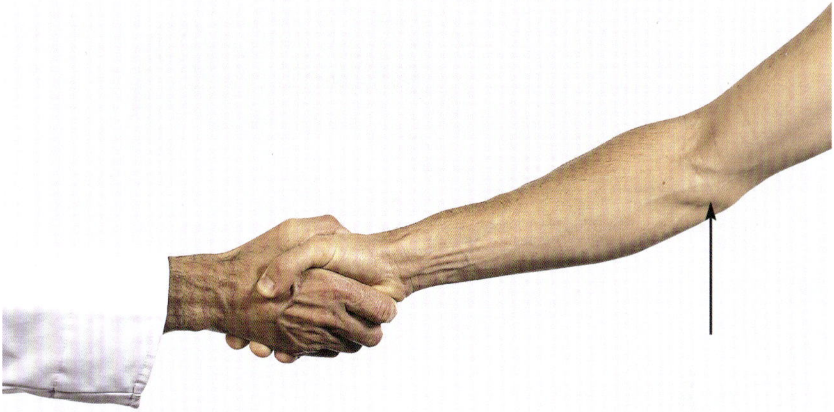

图 39　旋前圆肌（正中神经；C6、**C7**）。
患者对抗阻力，旋前前臂。
箭头：可以触及肌腹，有时也可以看到。

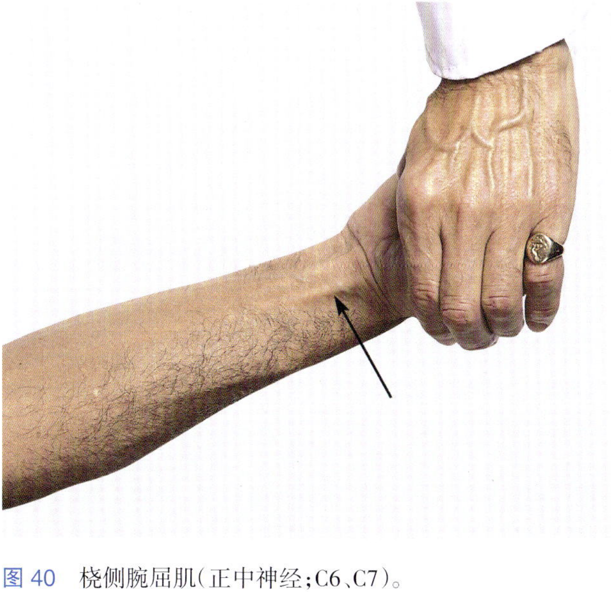

图 40　桡侧腕屈肌（正中神经；C6、C7）。
患者在腕部对抗阻力，屈曲和外展手部。
箭头：可以看到和触及肌腱。

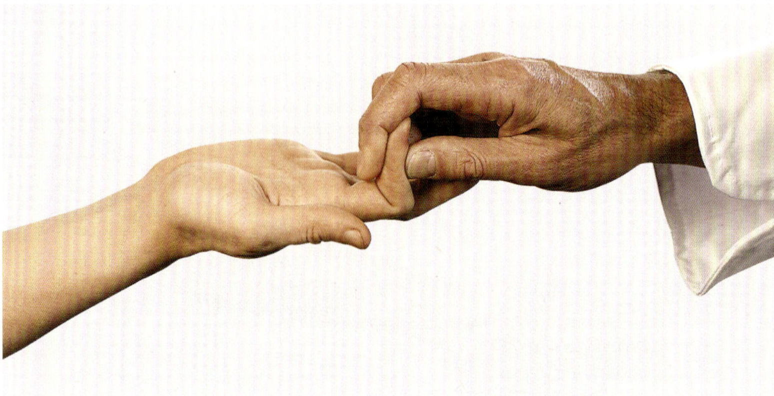

图 41 指浅屈肌(正中神经;C7、**C8**、T1)。
固定近节指骨,患者在近端指间关节处对抗阻力,屈曲手指。此种检查不能排除指深屈肌的参与。

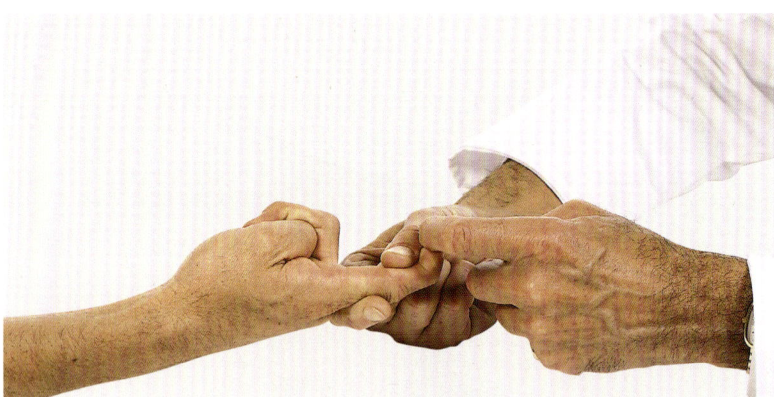

图 42 第一和第二指深屈肌(骨间前神经;C7、**C8**)。
固定中节指骨,患者对抗阻力,屈曲示指远节指骨。

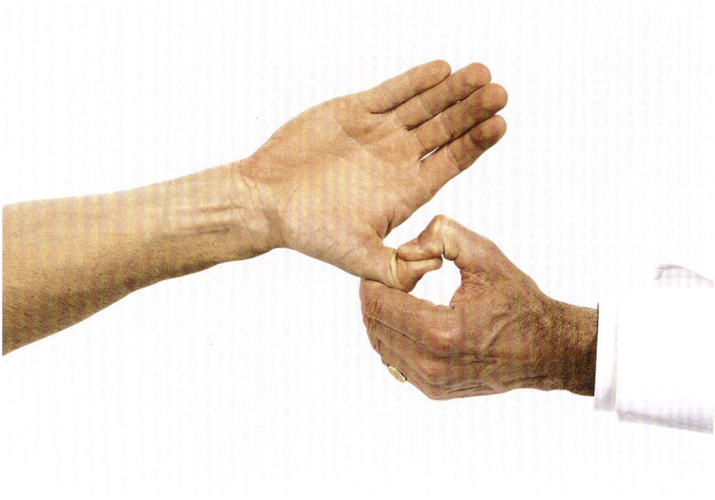

图 43　拇长屈肌(骨间前神经;C7、**C8**)。
固定近节指骨,患者对抗阻力,屈曲拇指远节指骨。

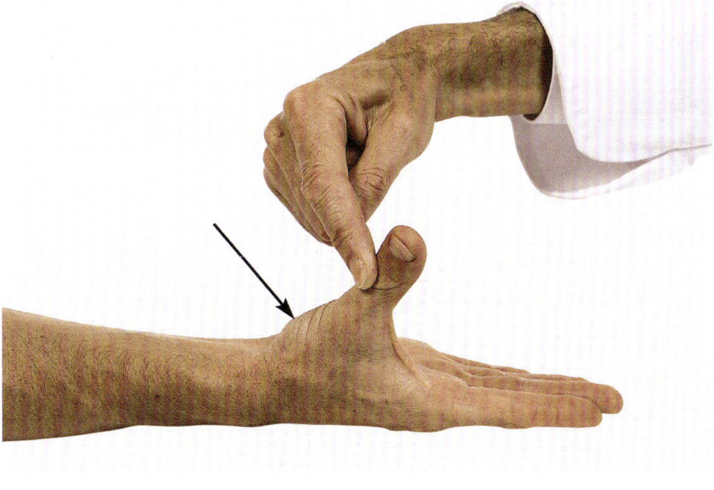

图 44　拇短展肌(正中神经;C8、**T1**)。
患者对抗阻力,使拇指外展与手掌呈直角。
箭头:可以看到和触及肌肉。

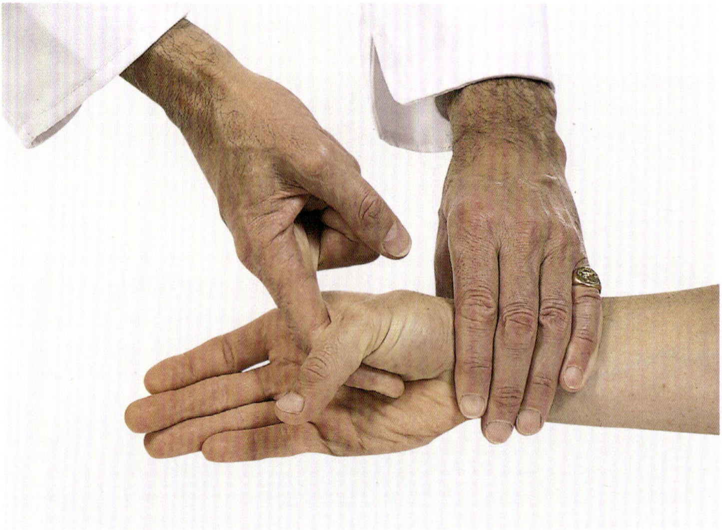

图 45　拇对掌肌（正中神经；C8、**T1**）。
患者对抗阻力，用拇指触碰小指根部。

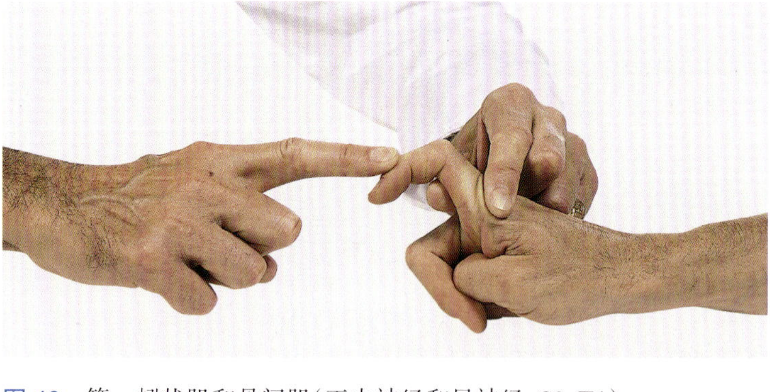

图 46　第一蚓状肌和骨间肌（正中神经和尺神经；C8、**T1**）。
患者掌指关节过伸并固定，对抗阻力在近端指间关节伸直手指。

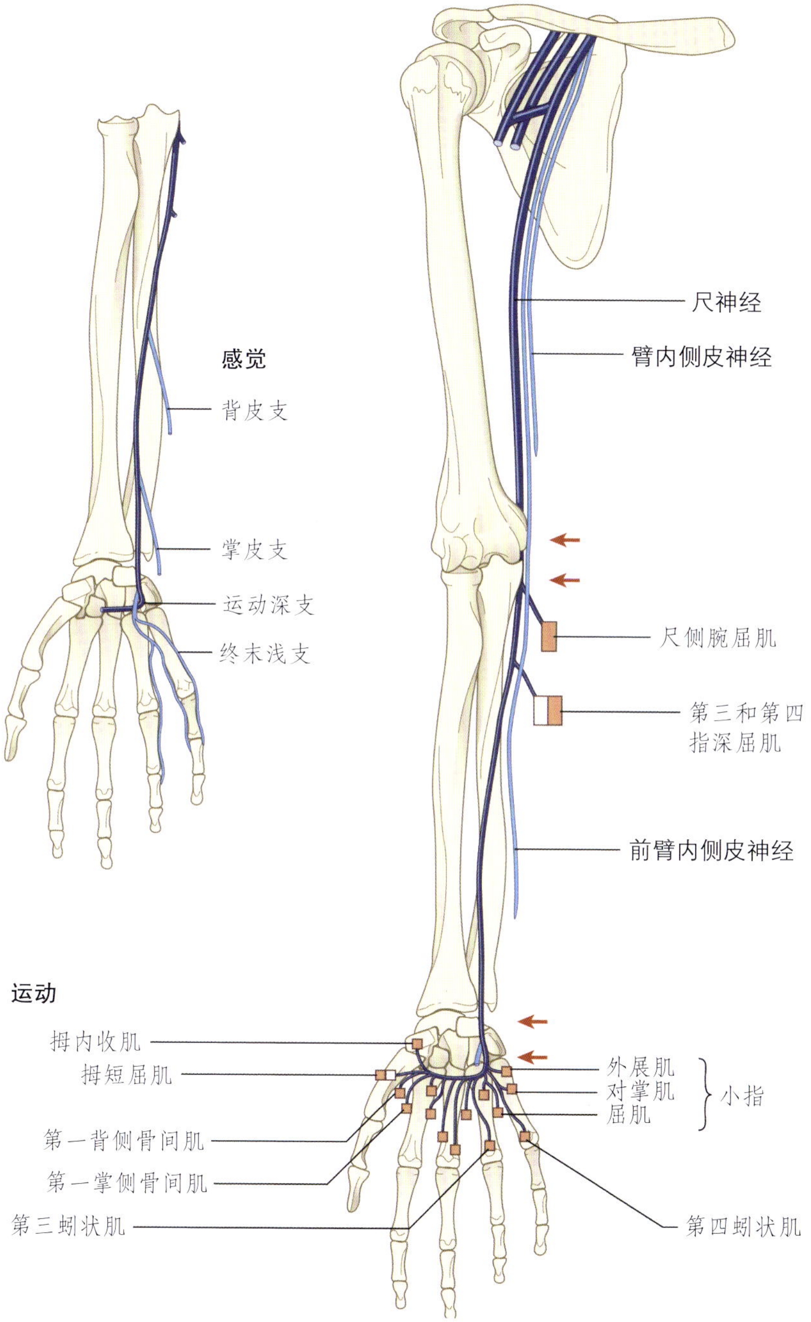

图 47　尺神经的示意图，皮支及其所支配的肌肉。

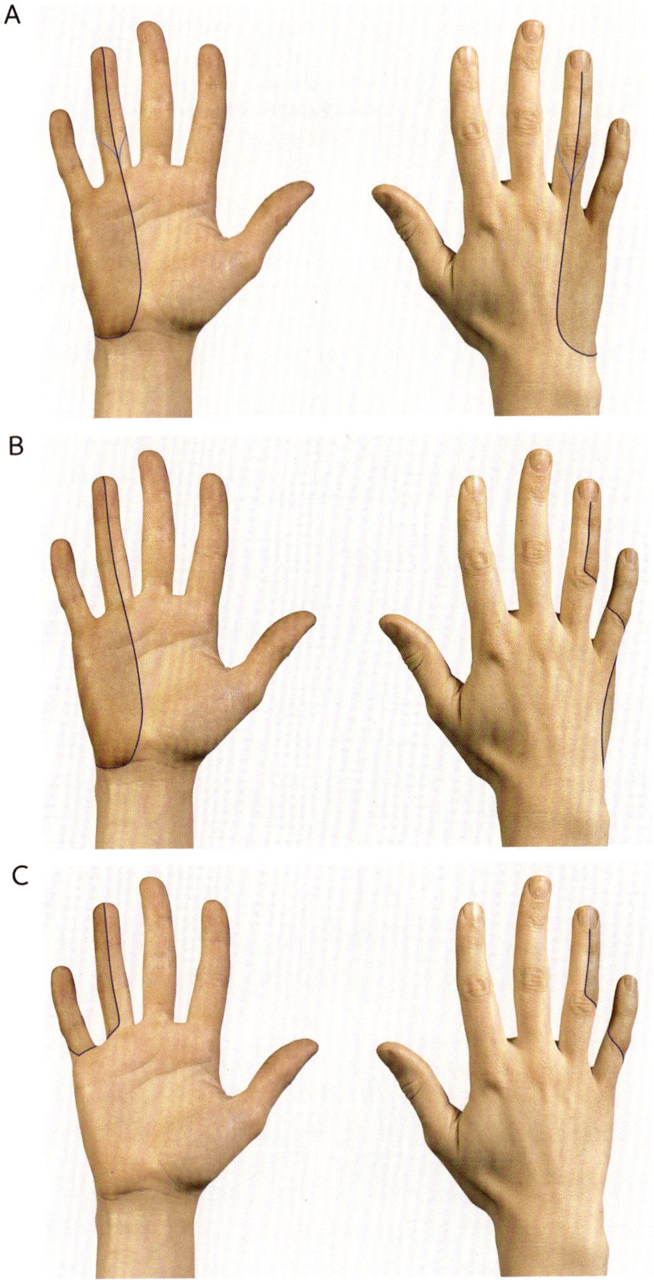

图 48　尺神经损伤造成感觉改变的大致区域：(A)位于背皮支起始点以上的损伤。(B)在背皮支起始点以下和掌皮支起始点以上的损伤。(C)位于掌皮支起始点以下的损伤。

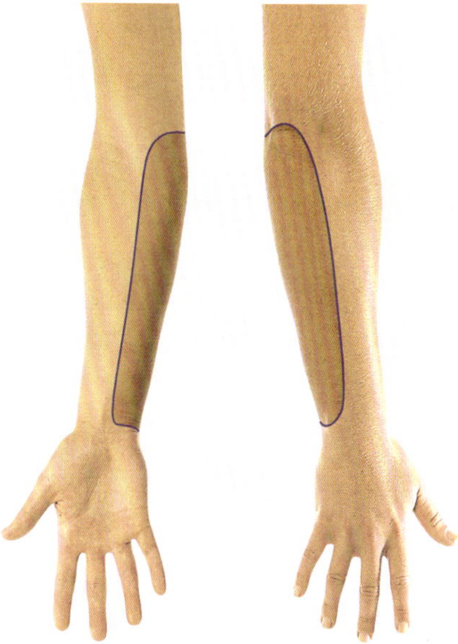

图 49 前臂内侧皮神经损伤造成感觉改变的大致区域。

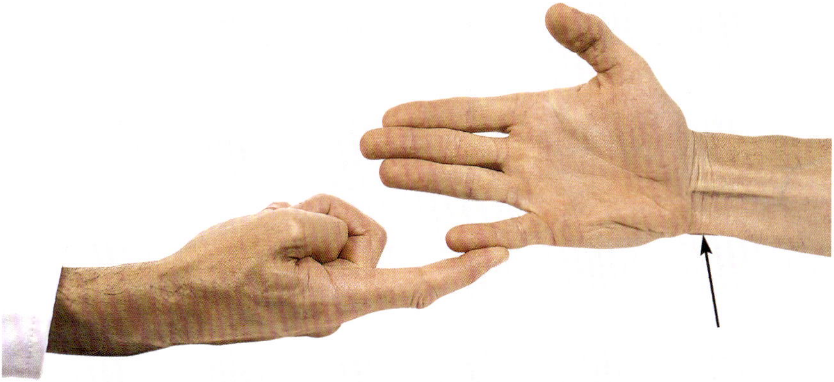

图 50 尺侧腕屈肌(尺神经;C7、**C8**)。

患者对抗阻力,外展小指。当小指外展时,尺侧腕屈肌起到固定豌豆骨的作用,其肌腱可以被看到和触及(箭头所示)。如果尺侧腕屈肌完好,即使小指展肌麻痹,也能看到肌腱(图 51)。

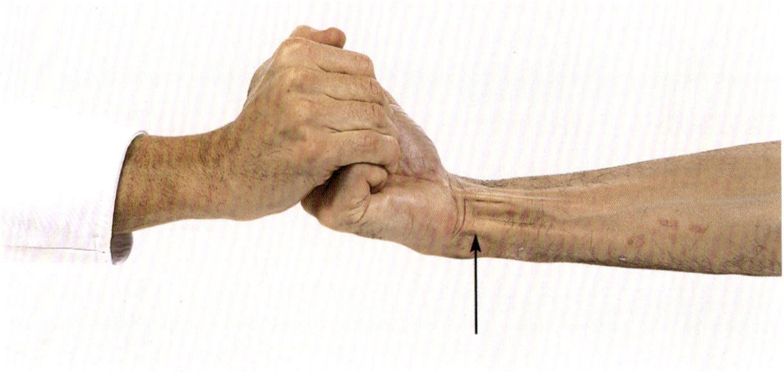

图 51 尺侧腕屈肌(尺神经;C7、**C8**)。
患者对抗阻力,在腕部屈曲和内收手部。
箭头:可以看到和触及肌腱。

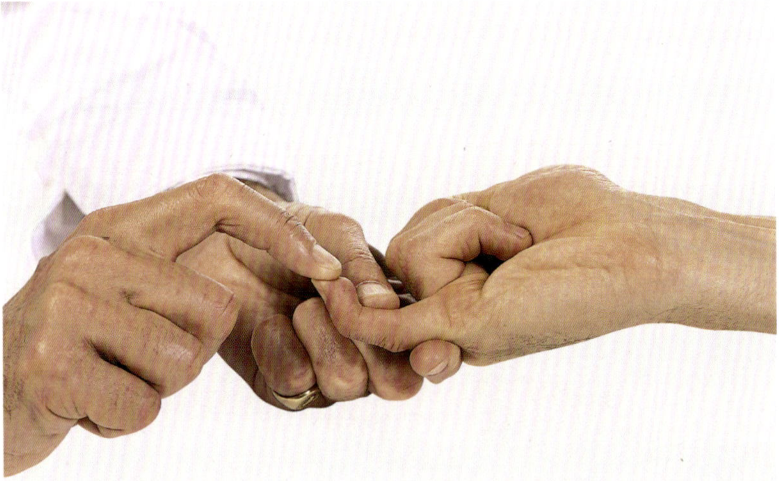

图 52 第三和第四指深屈肌(尺神经;C7、**C8**)。
固定中节指骨,患者对抗阻力,屈曲远端指间关节。

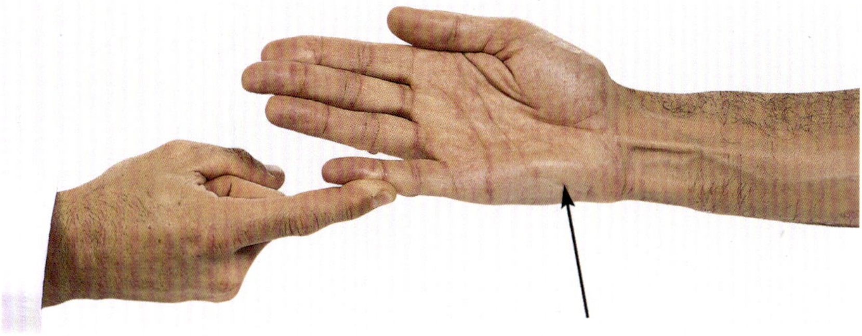

图 53 小指展肌(尺神经;C8、**T1**)。
患者对抗阻力,外展小指。
箭头:可以看到和触及肌腹。

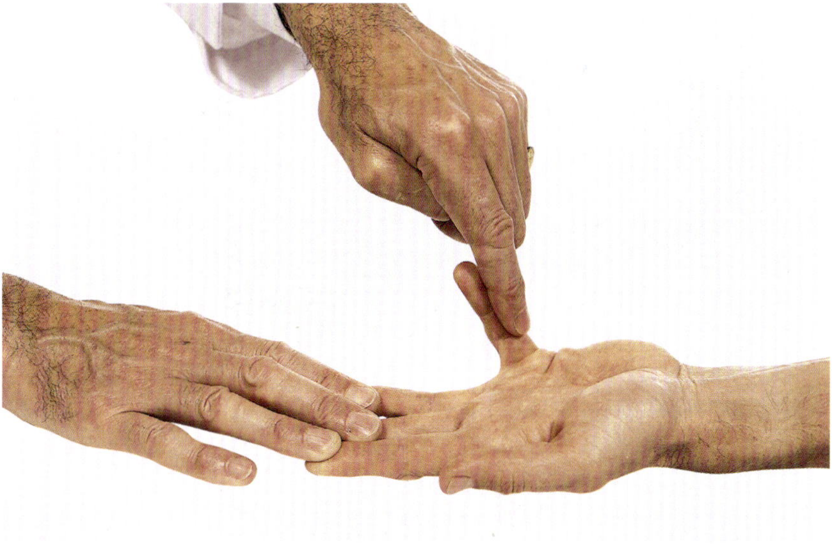

图 54 小指屈肌(尺神经;C8、**T1**)。
患者对抗阻力,屈曲小指的掌指关节,两个指间关节需处于伸展位。

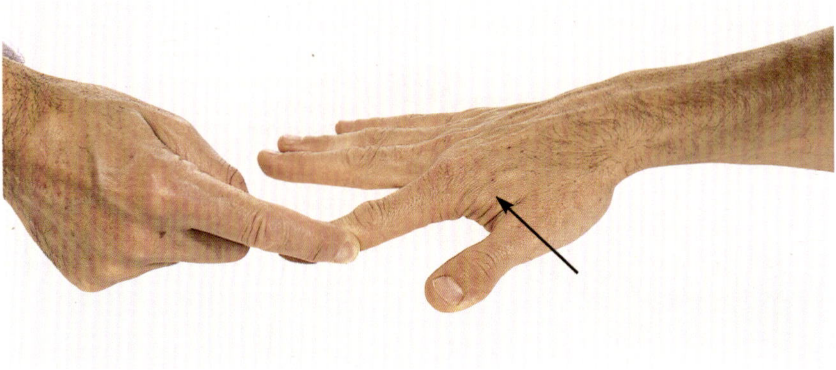

图 55　第一背侧骨间肌(尺神经;C8、**T1**)。
患者对抗阻力,外展示指。
箭头:可以看到和触及肌腹。

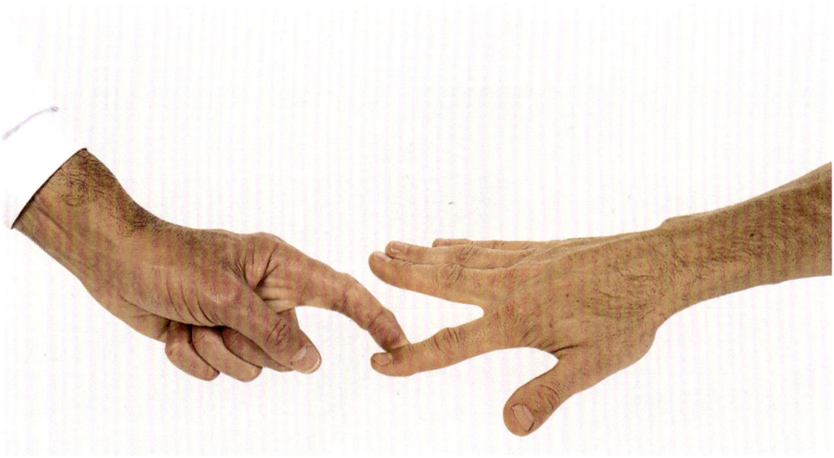

图 56　第二掌侧骨间肌(尺神经;C8、**T1**)。
患者对抗阻力,内收示指。

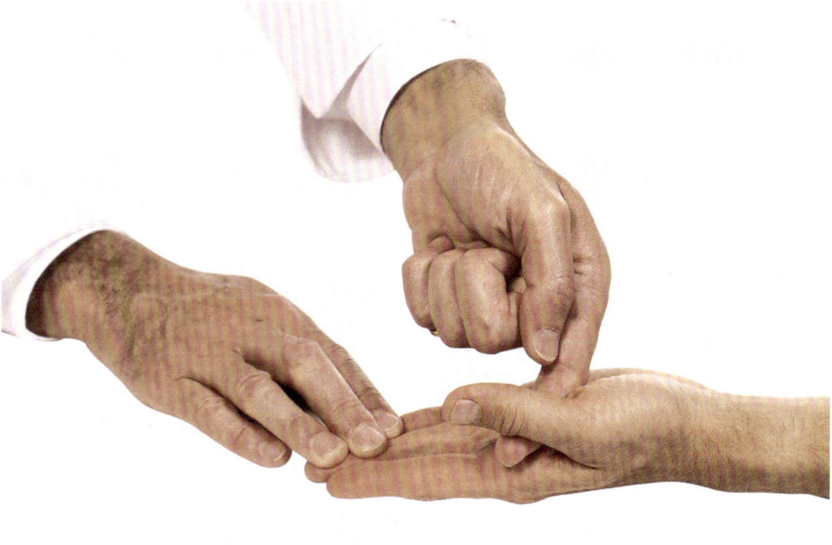

图 57　拇收肌(尺神经;C8、**T1**)。
患者拇指与手掌呈直角,对抗阻力,内收拇指。

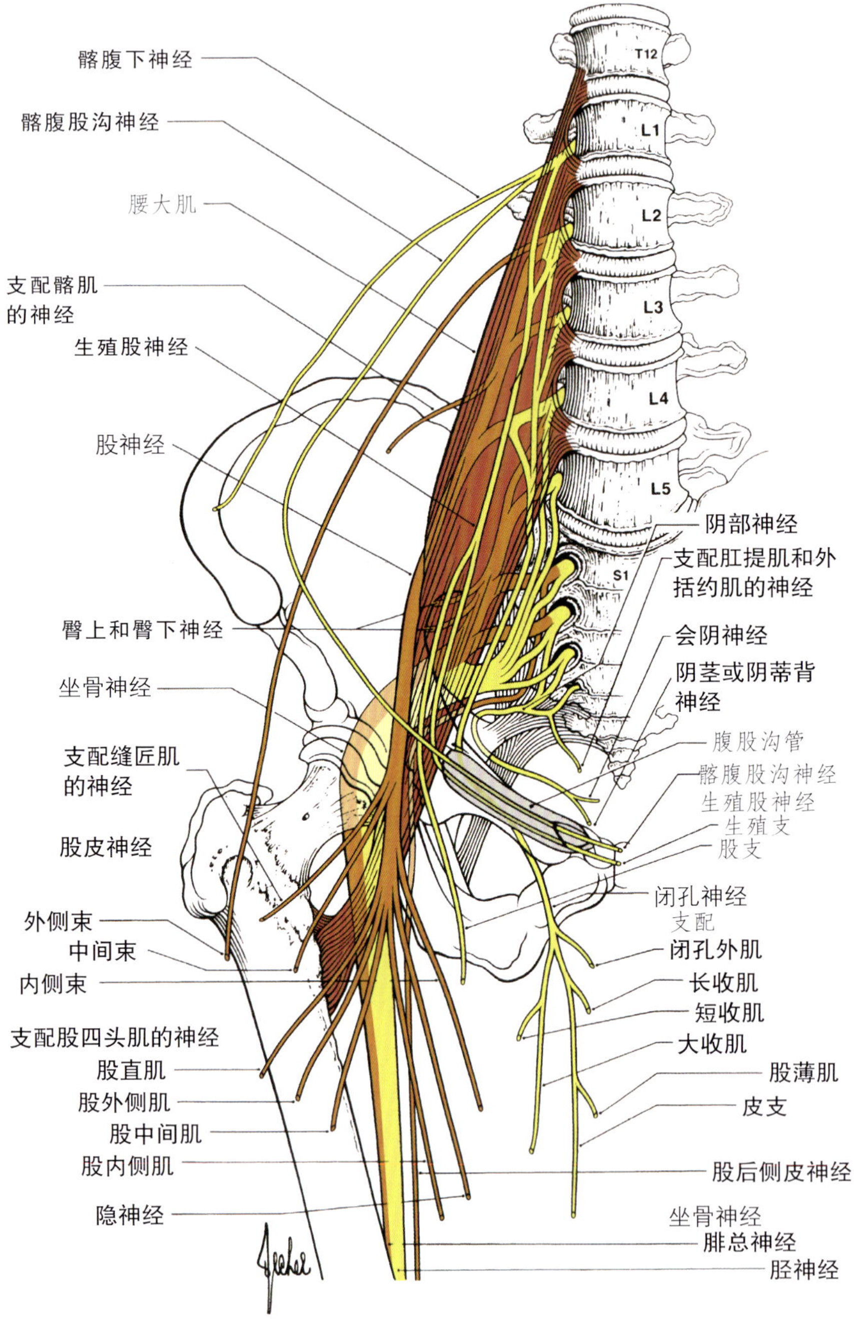

图 58 腰骶丛的示意图,分支及其所支配的肌肉。

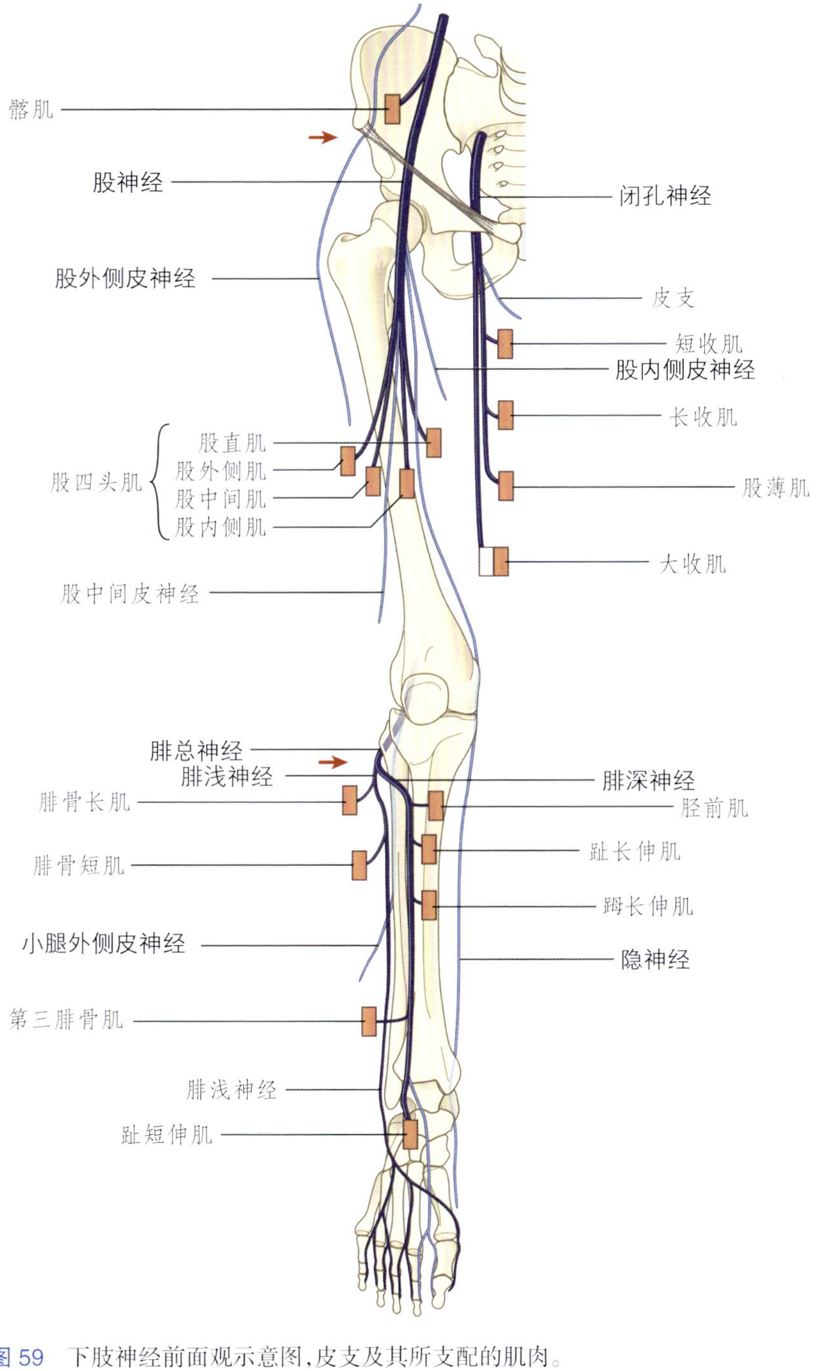

图 59　下肢神经前面观示意图，皮支及其所支配的肌肉。

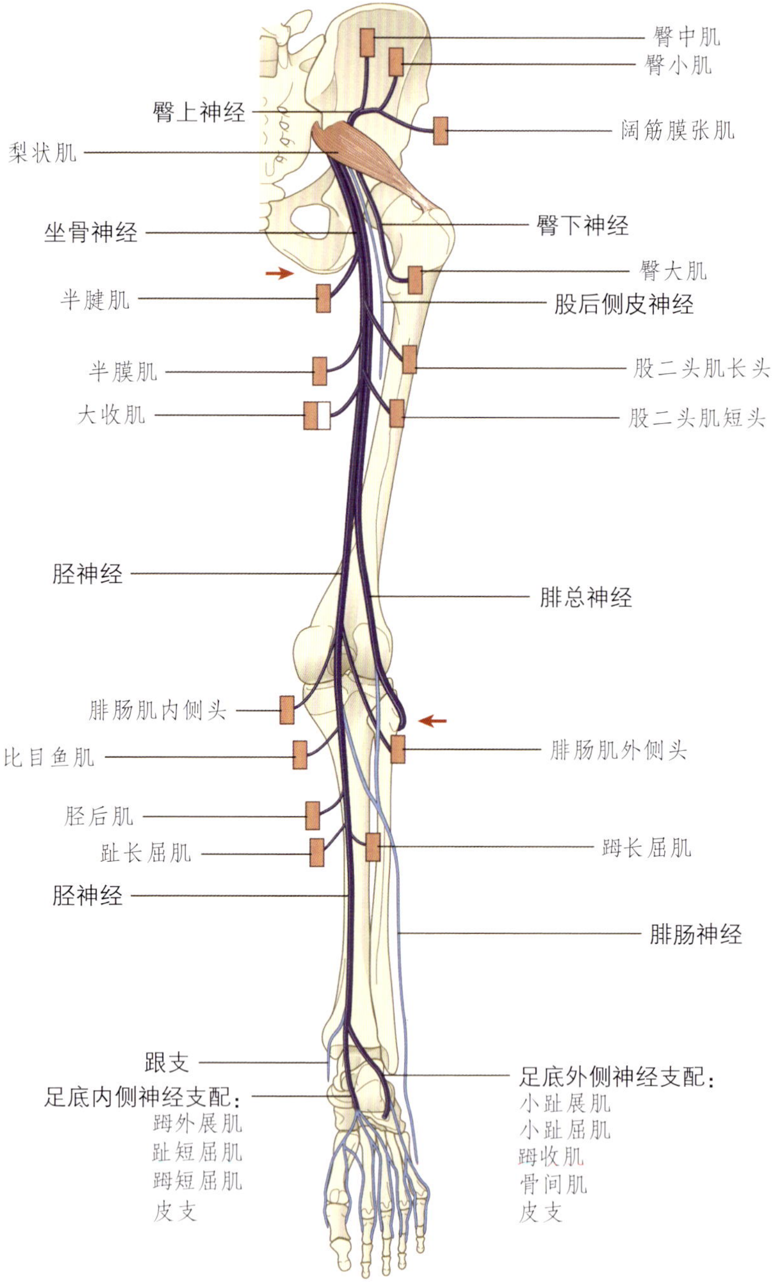

图 60　下肢神经后面观示意图，皮支及其所支配的肌肉。注：自梨状肌以下，胫神经和腓总神经分开成两束。

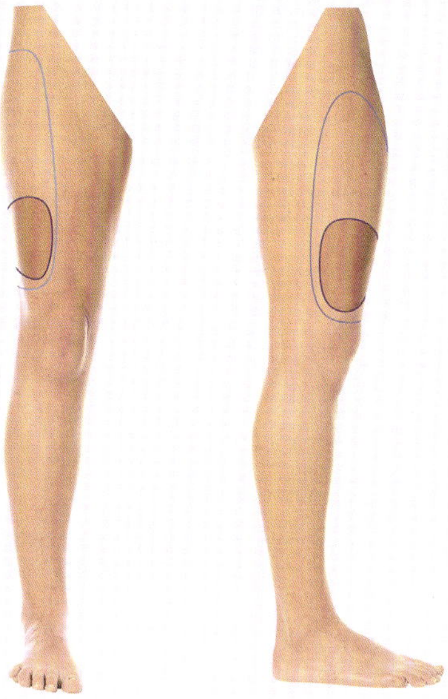

图 61　股外侧皮神经损伤造成感觉改变的大致区域（感觉异常性股痛）。
常见区域为深蓝色线圈定的范围；有时会扩大为浅蓝色线圈定的范围。

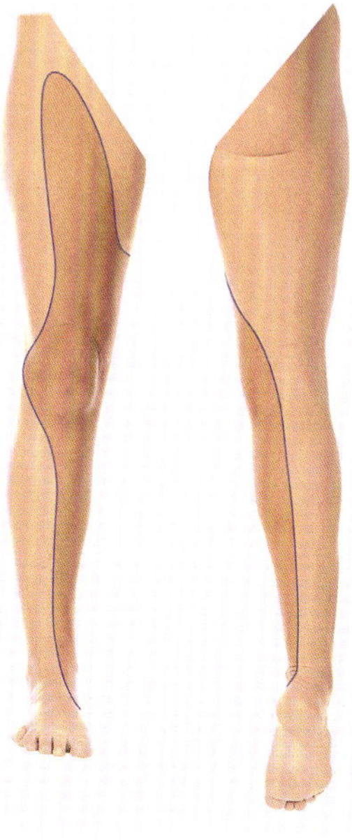

图 62　股神经损伤造成感觉改变的大致区域(股中间、内侧皮神经和隐神经的支配区)。

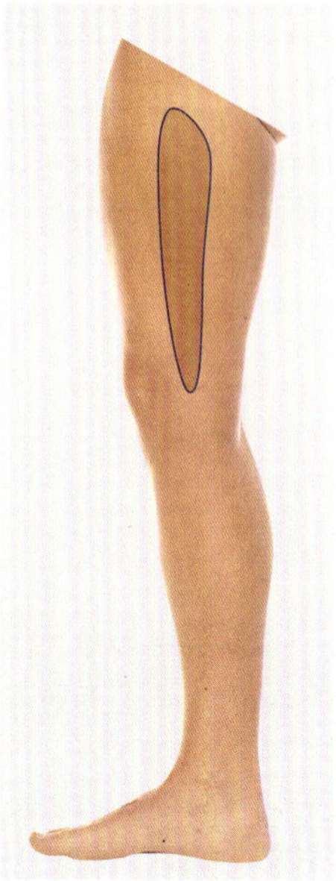

图 63 闭孔神经损伤造成感觉改变的大致区域。

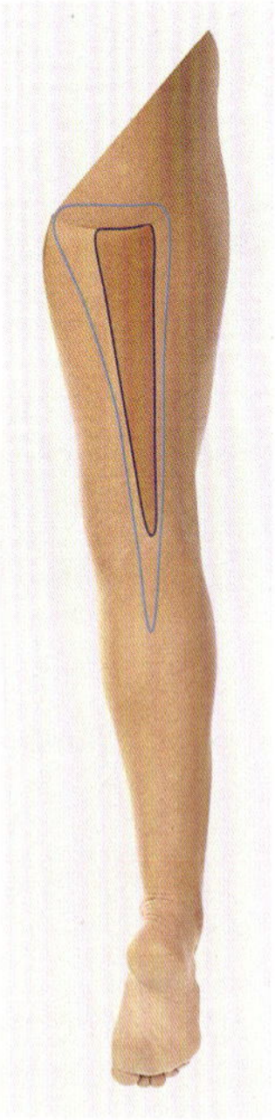

图 64 股后皮神经损伤造成感觉改变的大致区域。
常见区域为深蓝色线圈定的范围；有时会扩大为浅蓝色线圈定的范围。

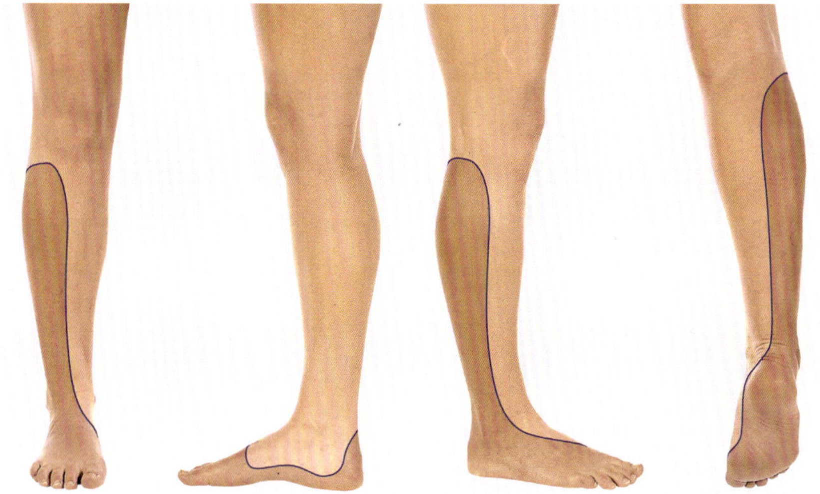

图 65　坐骨神经干损伤造成感觉改变的大致区域。

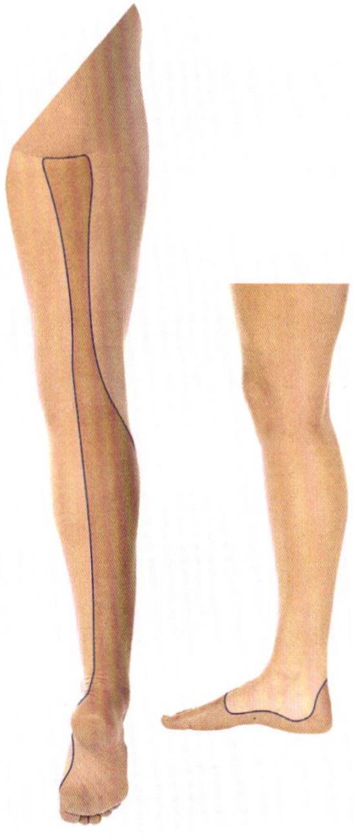

图 66　坐骨神经和股后侧皮神经损伤造成感觉改变的大致区域。

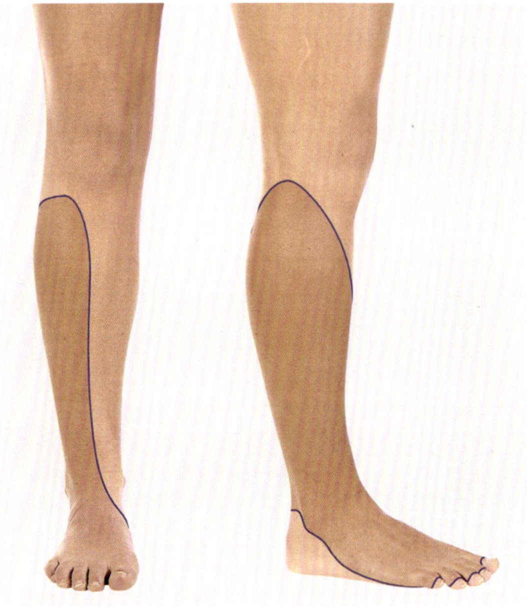

图 67 腓浅神经起点以上腓总神经损伤造成感觉改变的大致区域。

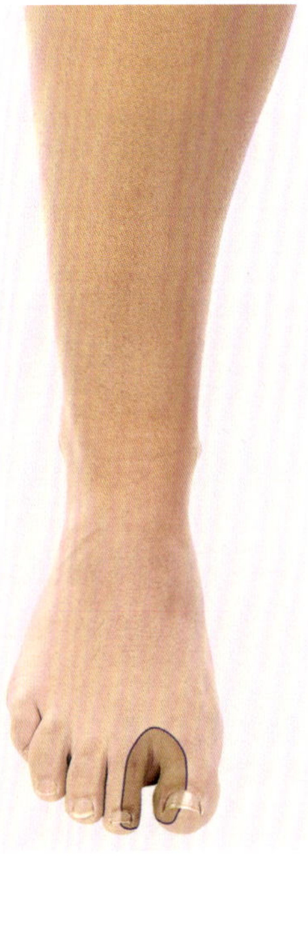

图 68 腓深神经损伤造成感觉改变的大致区域。

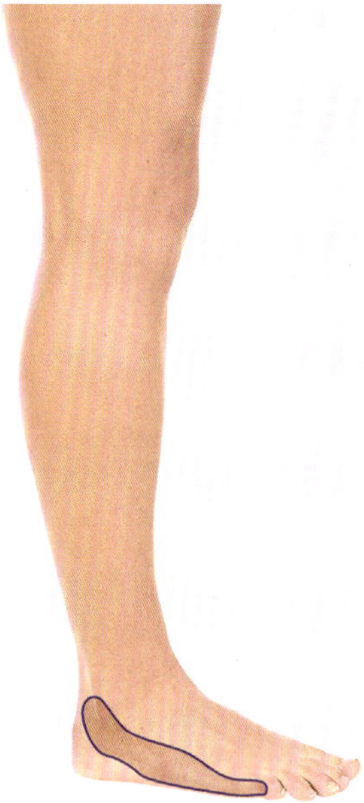

图 69　腓肠神经损伤造成感觉改变的大致区域。

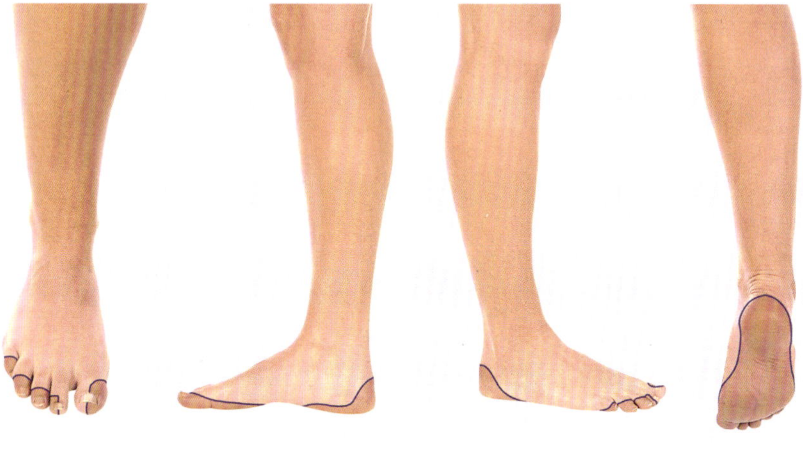

图 70　胫神经损伤造成感觉改变的大致区域。

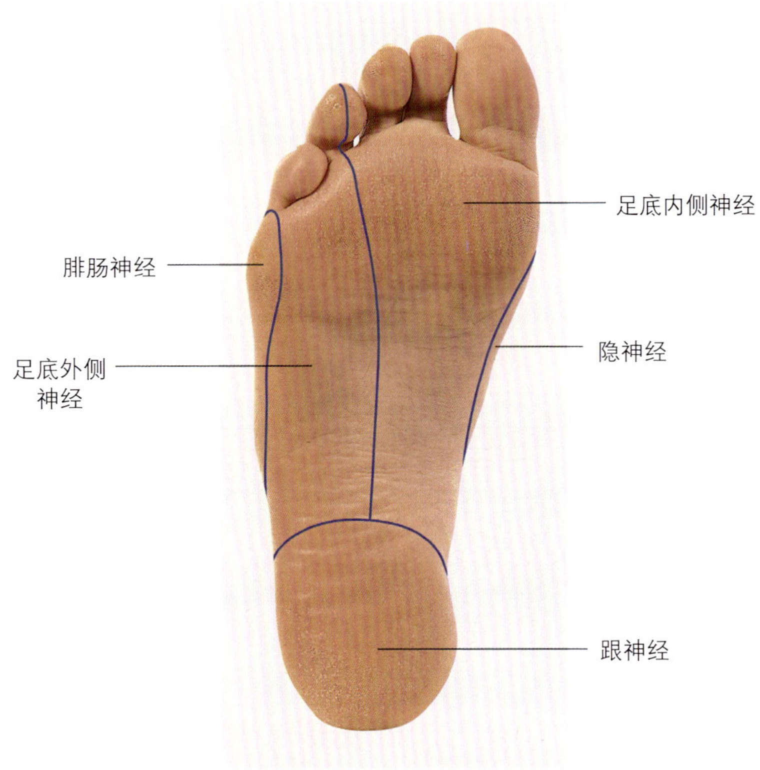

图 71 足底皮神经支配的大致区域。

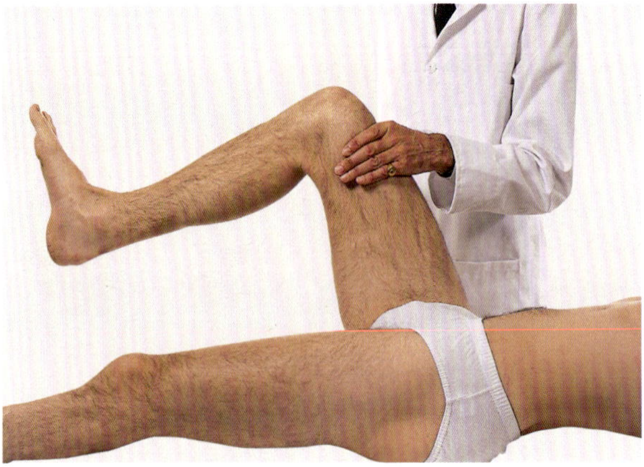

图 72 髂腰肌(来自 L1、L2、L3 脊神经和股神经的分支;**L1**、**L2**、L3)。患者屈髋屈膝,在髋关节处对抗阻力,屈曲大腿。

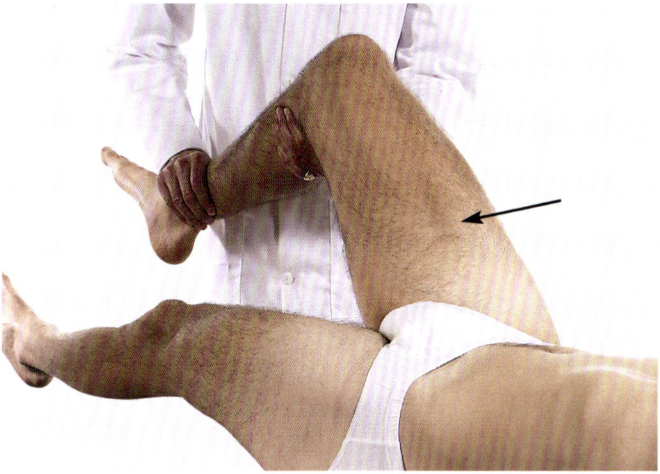

图 73 股四头肌(股神经;L2、**L3**、**L4**)。
患者屈髋屈膝,对抗阻力,伸直小腿。为了发现是否有轻微的无力,在起始位要求患者将膝关节完全屈曲。
箭头:可看到和触及股直肌肌腹。

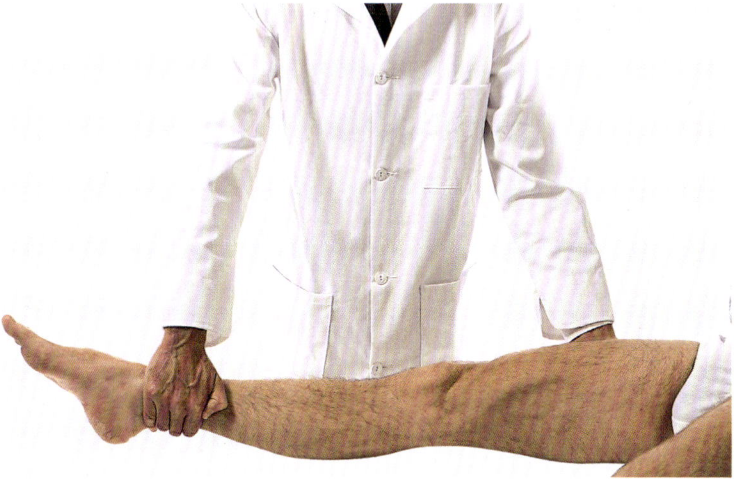

图 74 内收肌(闭孔神经;**L2**、**L3**、L4)。
患者仰卧,伸直膝关节,对抗阻力,内收下肢。可以触及肌腹。

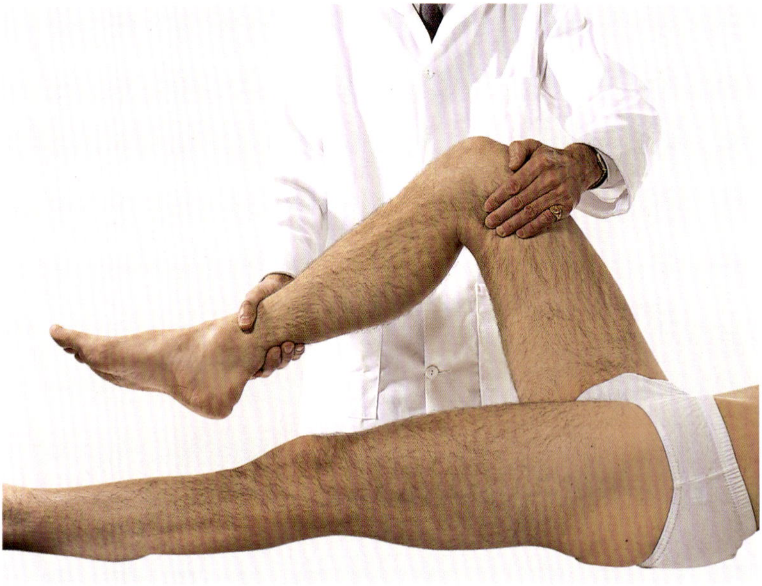

图 75 臀中肌、臀小肌(臀上神经;**L4**、**L5**、S1)。
患者仰卧,屈髋屈膝,对抗阻力,内旋大腿。

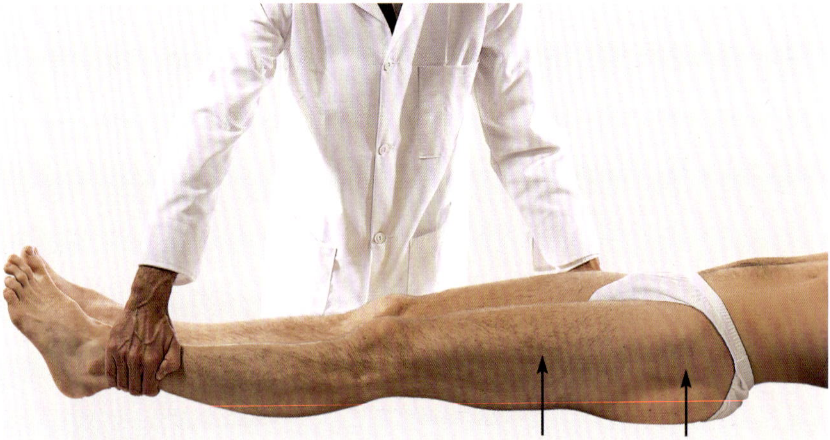

图 76 臀中肌、臀小肌和阔筋膜张肌(臀上神经;**L4**、**L5**、S1)。
患者仰卧伸直下肢,对抗阻力,外展下肢。
箭头:可触及肌腹,有时可看到。

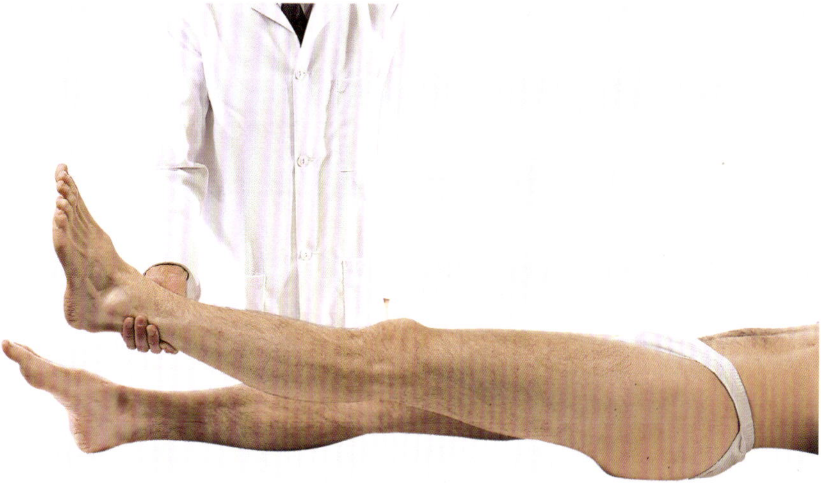

图 77　臀大肌(臀下神经;**L5**、**S1**、S2)。
患者仰卧,膝关节伸直,在髋关节处,对抗阻力,伸展下肢。

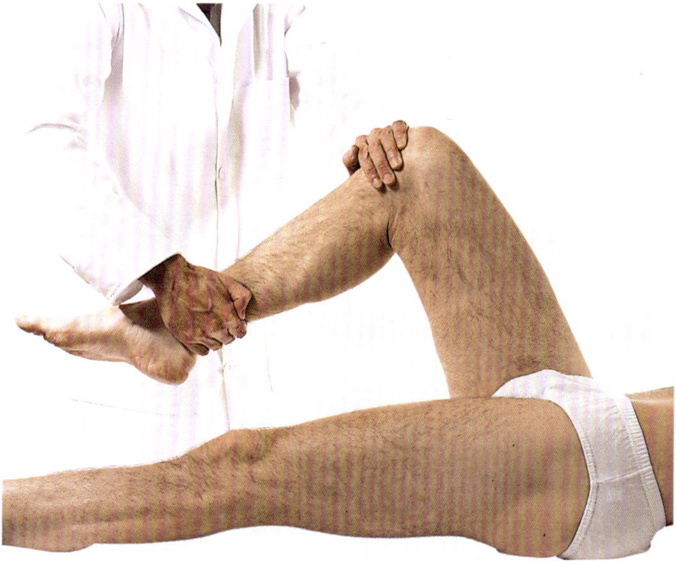

图 78　腘绳肌(坐骨神经;半腱肌、半膜肌和股二头肌;L5、**S1**、S2)。
患者仰卧,屈髋屈膝,对抗阻力,屈曲膝关节。

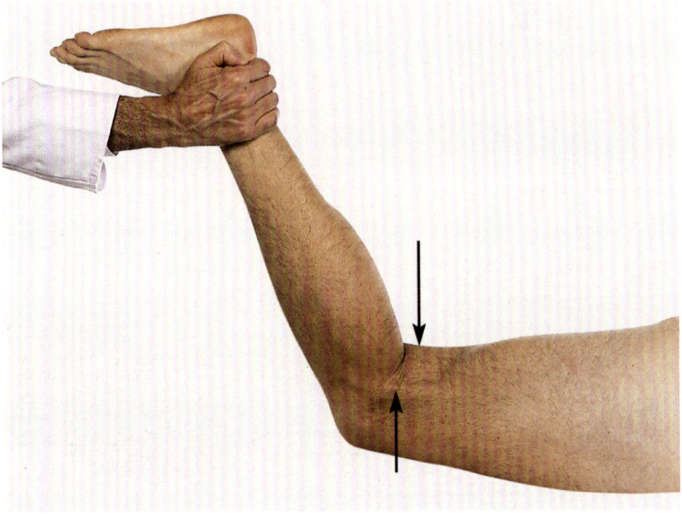

图 79 腘绳肌(坐骨神经;半腱肌、半膜肌和股二头肌;L5、**S1**、S2)。
患者俯卧,对抗阻力,屈曲膝关节。
箭头:可以触及和看到股二头肌(外侧)和半腱肌(内侧)的肌腱。

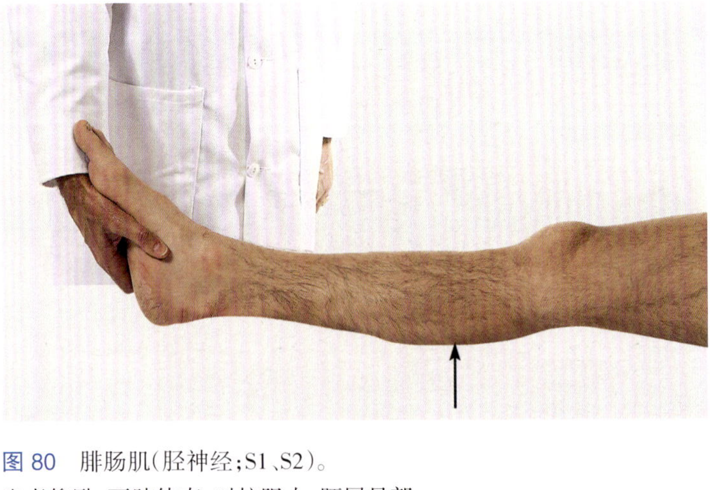

图 80 腓肠肌(胫神经;S1、S2)。
患者仰卧,下肢伸直,对抗阻力,跖屈足部。
箭头:可以看到和触及肌腹。为了检查轻微肌无力,应要求患者单足站立,提踵并保持。

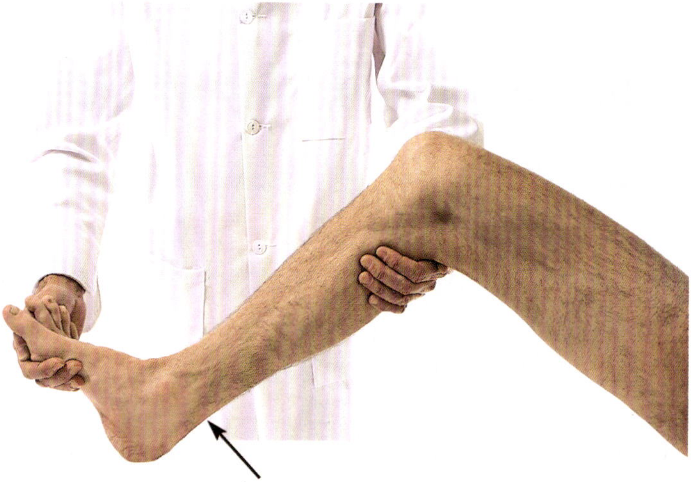

图 81　比目鱼肌(胫神经;S1、S2)。
患者仰卧,屈髋屈膝,对抗阻力,跖屈足部。在腓肠肌肌腱止点的下方可以触及或看到肌腹。
箭头:跟腱。

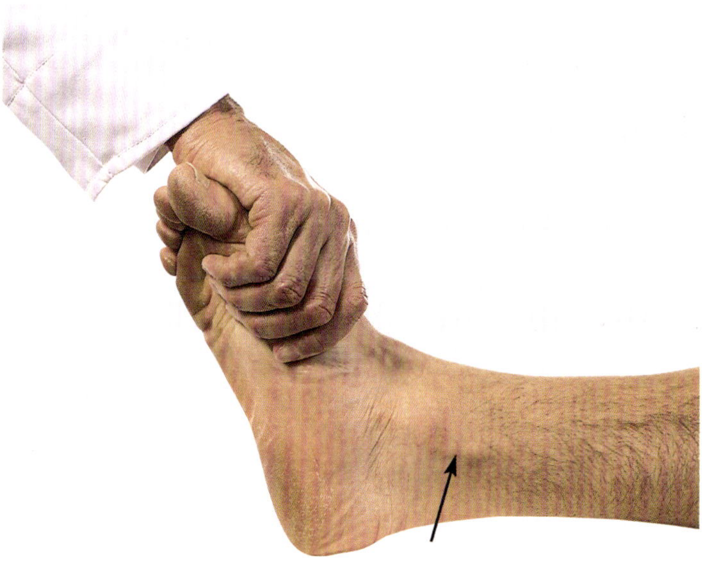

图 82　胫后肌(胫神经;L4、L5)。
患者对抗阻力,内翻足部。
箭头:可以看到和触及肌腱。

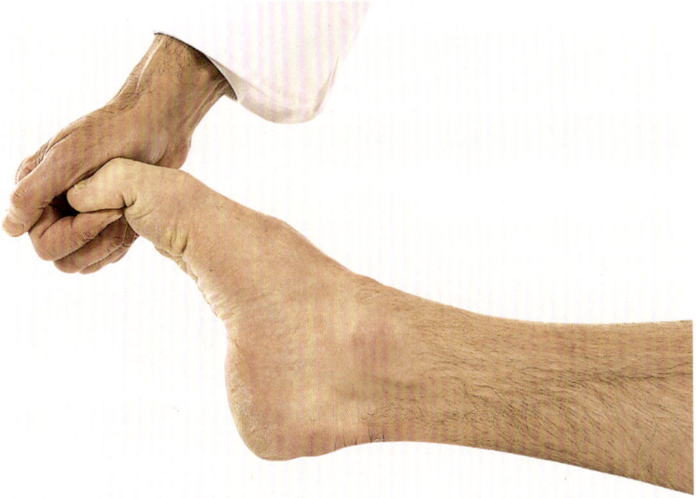

图 83　趾长屈肌、踇长屈肌(胫神经;L5、**S1**、**S2**)。
患者对抗阻力,屈曲足趾。

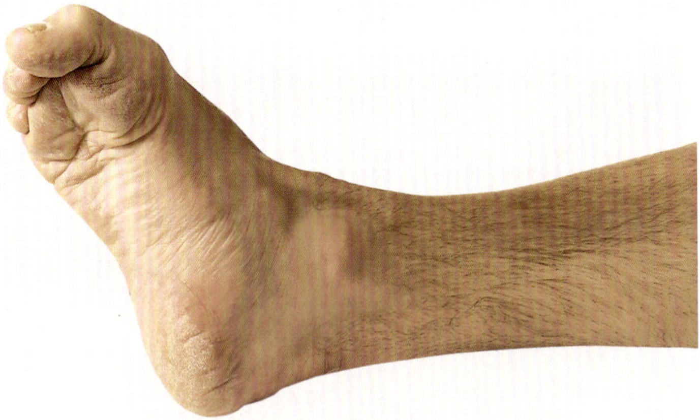

图 84　足部小肌肉(足底内侧和外侧神经;S1、S2)。
患者足底弯曲,呈杯状。可触及小肌肉,有时也可看到。

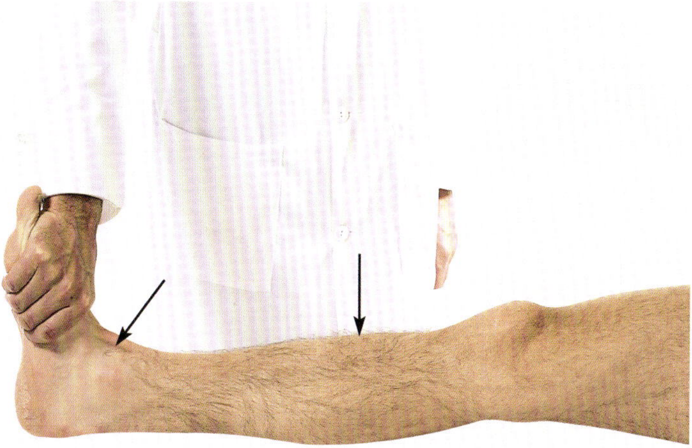

图 85 胫前肌(腓深神经;**L4**,L5)。
患者对抗阻力,背屈足部。
箭头:可以看到和触及肌腹和肌腱。

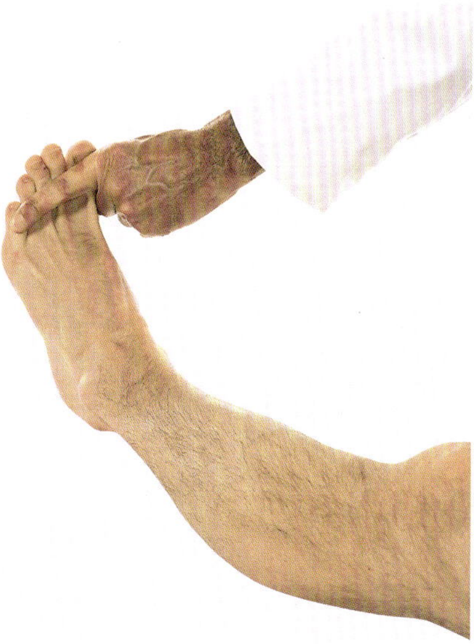

图 86 指长伸肌(腓深神经;**L5**,S1)。
患者对抗阻力,伸直足趾。可以看到和触及通向四个足趾的肌腱。

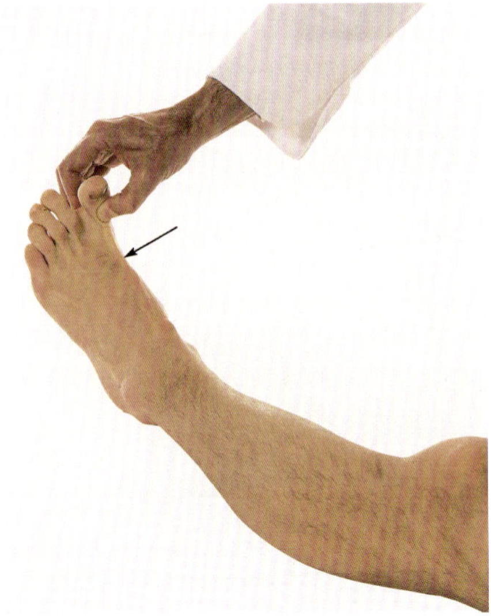

图 87　踇长伸肌（腓深神经；**L5**、S1）。
患者对抗阻力，伸直踇趾的远节指骨。
箭头：可看到和触及肌腱。

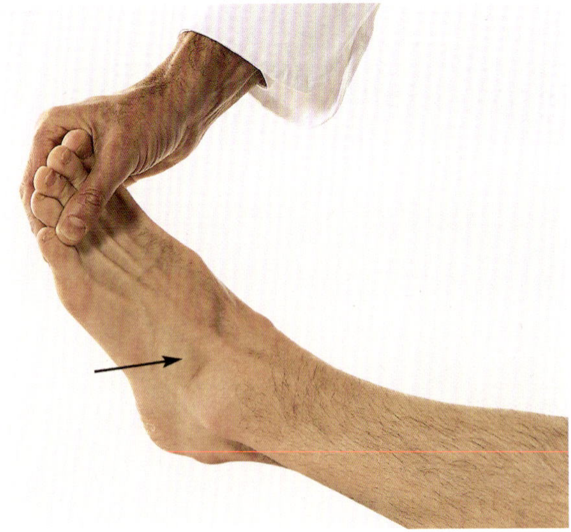

图 88　趾短伸肌（腓深神经；L5、S1）。
患者对抗阻力，伸直足趾的近节趾骨。
箭头：可触及肌腹，有时可看到。

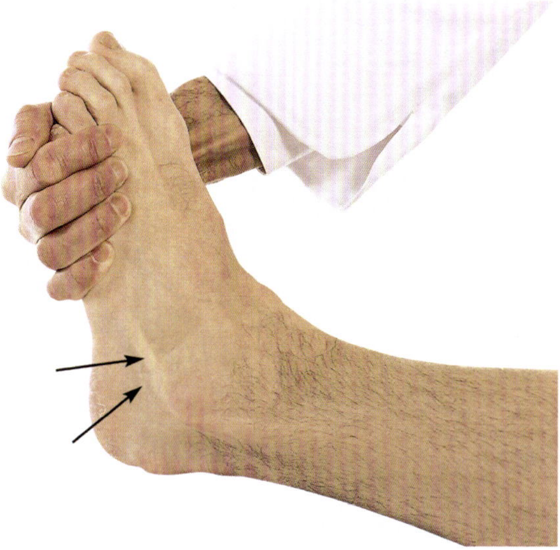

图 89　腓骨长、短肌(腓浅神经;L5、S1)。
患者对抗阻力,外翻足部。
上方箭头:腓骨短肌肌腱。下方箭头:腓骨长肌肌腱。

A

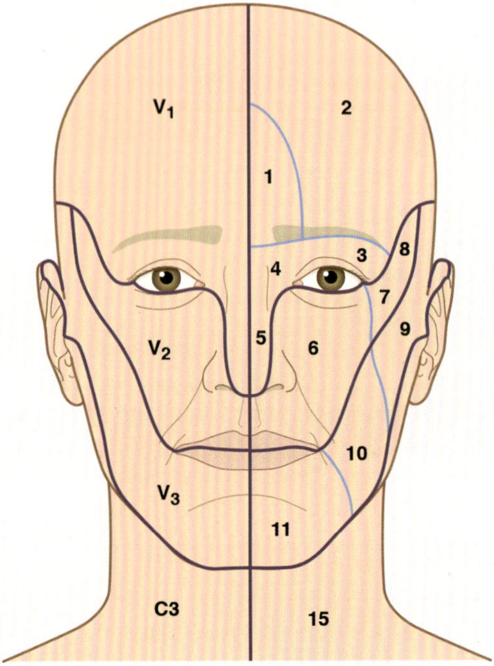

V_1	1 滑车上神经 ┐ 额神经 2 眶上神经 ┘ 3 泪腺神经 4 滑车下神经 ┐ 鼻睫神经 5 外鼻神经 ┘
V_2	6 眶下神经 7 颧面神经 ┐ 颧神经 8 颧颞神经 ┘
V_3	9 耳颞神经 10 颊神经 11 颏神经
C2	12 耳大神经 13 枕小神经 14 枕大神经
C3	15 颈横神经 16 C3 背支
C4	17 C4 背支

图 90 三叉神经及其分支和上颈段神经损伤造成感觉改变的大致区域。

B

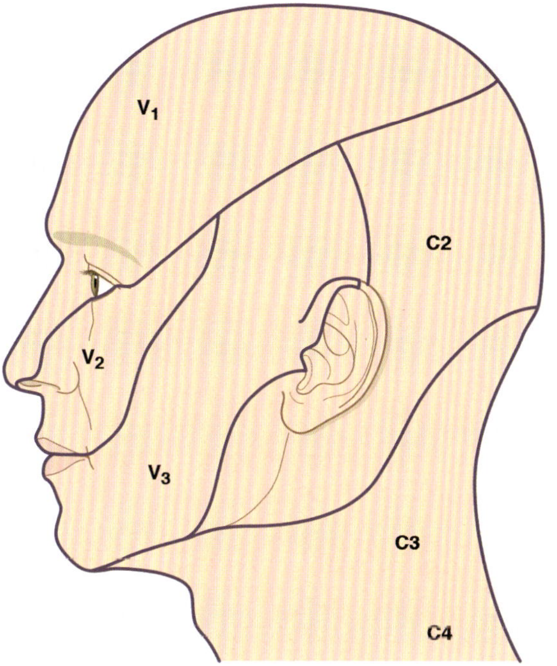

C

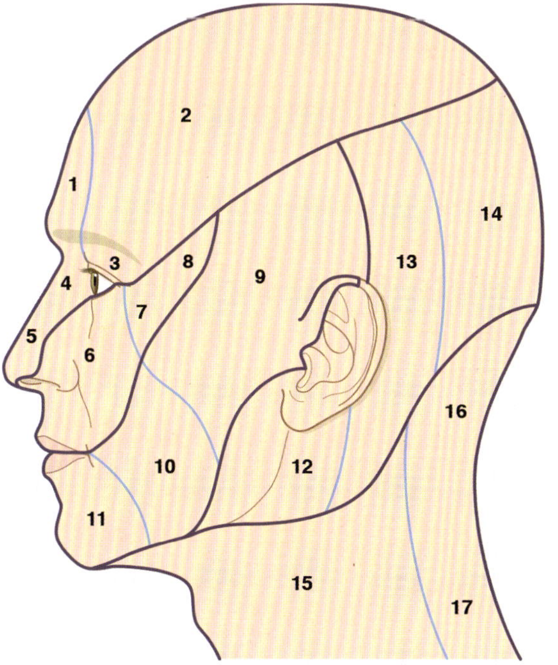

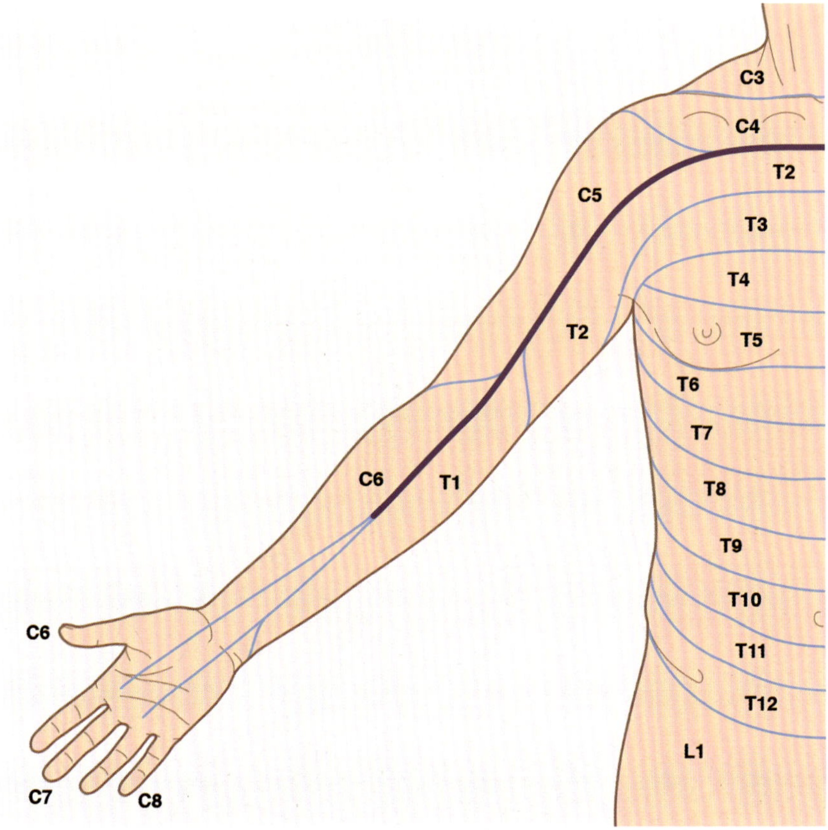

图 91 上肢前侧皮区的大致分布。

图 91 至图 95 展示了每个神经根支配的大致区域。皮区之间有相当大的变异和重叠，所以单一神经根损伤导致的感觉变化区域比图中所示的区域要小得多。颜色深的轴线通常较一致，提示非连续皮区之间的边界。

这种变异也适用于手指的神经支配，但拇指通常由 C6 支配，小指由 C8 支配。

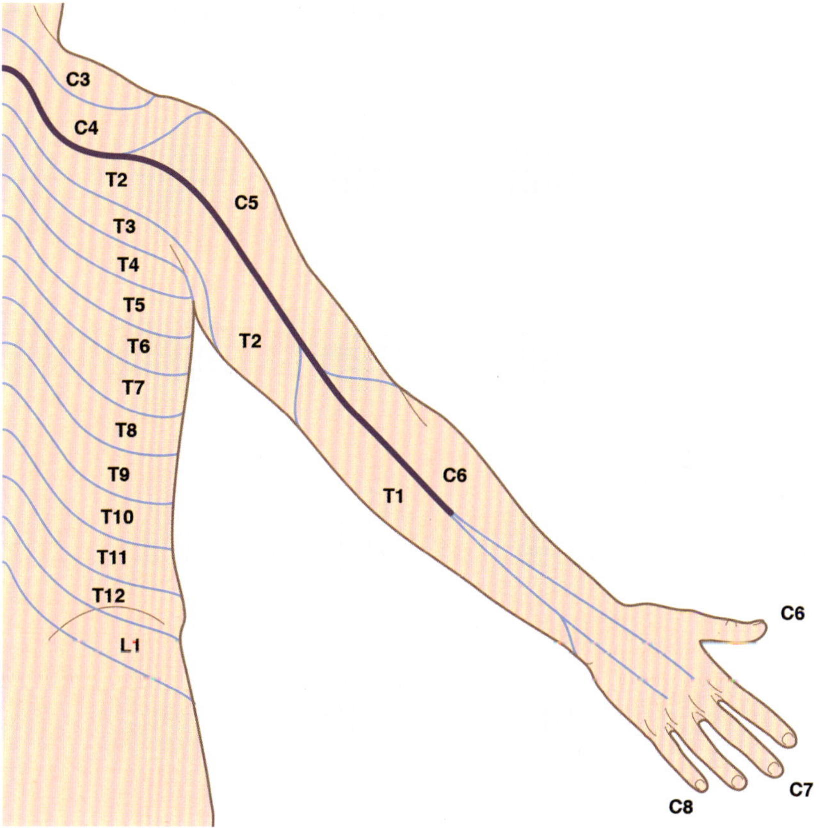

图 92　上肢后侧皮区的大致分布。

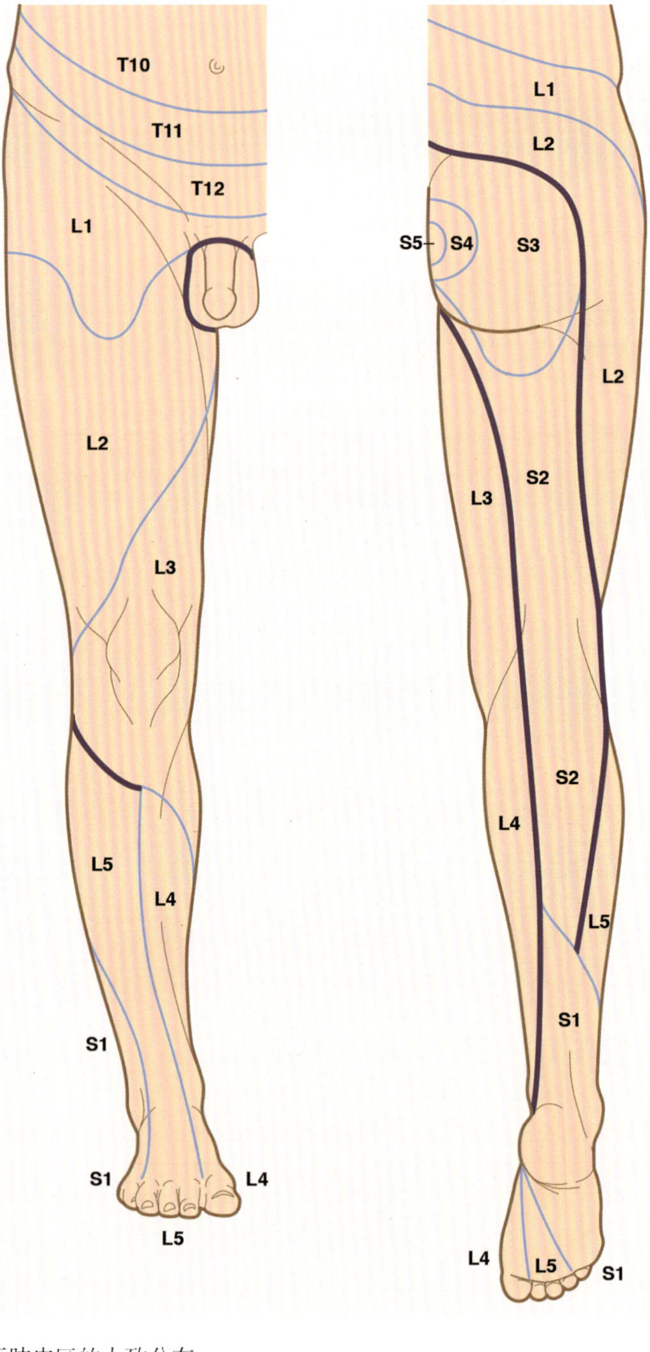

图 93　下肢皮区的大致分布。

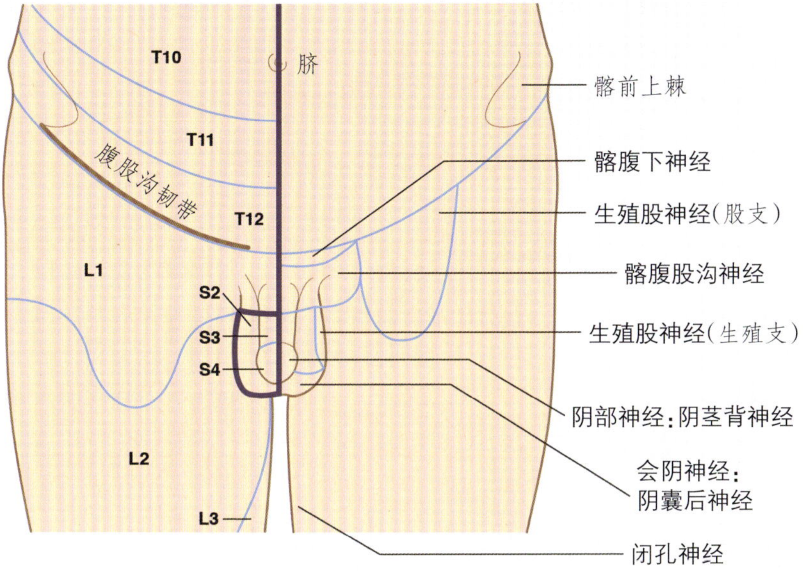

图 94 男性腹股沟区皮节及周围神经的大致分布。

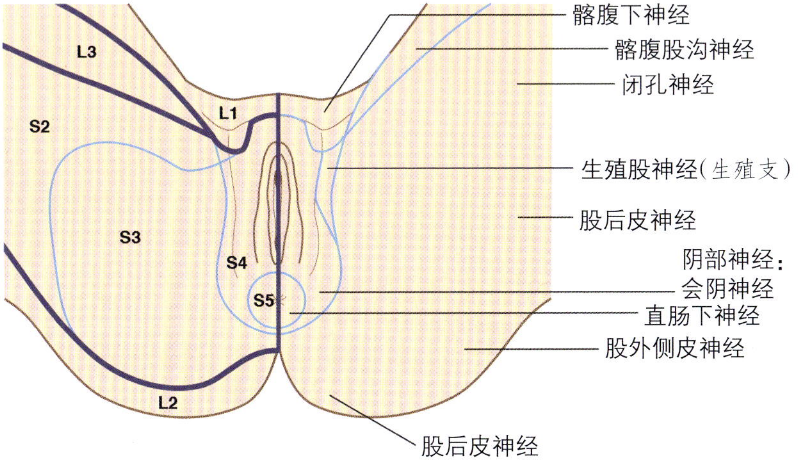

图 95 女性会阴区皮节和周围神经的大致分布。

支配肌肉的神经和主要神经根

下表未涵盖受这些神经支配的所有肌肉，只包含了临床或电生理检查常用的肌肉，并且按神经支配的顺序排列。当多个神经根支配同一块肌肉时，起主要支配作用的神经根用粗体标记。

上肢	神经根
脊副神经	
斜方肌	C3,**C4**
臂丛	
菱形肌	C4,C5
前锯肌	C5,**C6**,C7
胸大肌	
锁骨头	**C5**,C6
胸骨头	C6,**C7**,C8,T1
冈上肌	**C5**,C6
冈下肌	**C5**,C6
背阔肌	C6,**C7**
大圆肌	C5,C6,C7
腋神经	
三角肌	**C5**,C6
肌皮神经	
肱二头肌	**C5**,**C6**
肱肌	C5,**C6**,C7
桡神经	
肱三头肌（长头、外侧头、内侧头）	C6,**C7**,C8
肱桡肌	C5,**C6**
桡侧腕长伸肌	C5,**C6**
骨间后神经	
旋后肌	**C6**,C7
尺侧腕伸肌	**C7**,C8
指总伸肌	**C7**,C8
拇长展肌	**C7**,C8
拇长伸肌	**C7**,C8
拇短伸肌	**C7**,C8
示指伸肌	**C7**,C8

上肢	神经根
正中神经	
旋前圆肌	C6,**C7**
桡侧屈腕肌	C6,**C7**
指浅屈肌	C7,**C8**,T1
拇短展肌	C8,**T1**
拇短屈肌*	C8,**T1**
拇对掌肌	C8,**T1**
第一和第二蚓状肌	C8,**T1**
骨间前神经	
旋前方肌	C7,**C8**
第一和第二指深屈肌	C7,**C8**
拇长屈肌	C7,**C8**
尺神经	
尺侧腕屈肌	C7,**C8**
第三和第四指深屈肌	C7,**C8**
小鱼际肌	C8,**T1**
拇收肌	C8,**T1**
拇短屈肌*	C8,**T1**
掌侧骨间肌	C8,**T1**
背侧骨间肌	C8,**T1**
第三和第四蚓状肌	C8,**T1**

下肢	神经根
股神经	
髂腰肌	**L1**,**L2**,L3
股直肌、股外侧肌、股中间肌、股内侧肌 } 股四头肌	L2,**L3**,**L4**
闭孔神经	
长收肌、大收肌	**L2**,**L3**,L4
臀上神经	
臀中肌和臀小肌、阔筋膜张肌	**L4**,**L5**,S1

下肢	神经根
臀下神经	
臀大肌	**L5**, **S1**, S2
坐骨神经和胫神经	
半腱肌	L5, **S1**, S2
股二头肌	L5, **S1**, S2
半膜肌	L5, **S1**, S2
腓肠肌和比目鱼肌	S1, S2
胫后肌	L4, L5
趾长屈肌	L5, **S1**, **S2**
蹈展肌、小趾展肌、骨间肌（足部小肌肉）	S1, S2
坐骨神经和腓总神经	
胫前肌	**L4**, L5
趾长伸肌	**L5**
蹈长伸肌	**L5**
趾短伸肌	L5, S1
腓骨长肌	L5, S1
腓骨短肌	L5, S1

* 拇短屈肌通常由尺神经全部或部分支配。

运动	上运动神经元	神经根	反射	神经	肌肉
上肢					
肩关节外展	++	C5		腋神经	三角肌
肘关节屈曲		C5,C6	+	肌皮神经	肱二头肌
		C6	+	桡神经	肱桡肌
肘关节伸展	+	C7	+	桡神经	肱三头肌
腕关节伸展并桡偏	+	C6		桡神经	桡侧腕长伸肌
伸指	+	C7		骨间后神经	指总伸肌
屈指		C8	+	骨间前神经	拇长屈肌
					指深屈肌(示指)
				尺神经	指深屈肌(环指和小指)
				正中神经	其他全部屈肌
手指外展	++	T1		尺神经	第一背侧骨间肌
				正中神经	拇短展肌
下肢					
髋关节屈曲	++	L1,L2			髂腰肌
髋关节内收		L2,L3	+	闭孔神经	内收肌
髋关节伸展		L5,S1		坐骨神经	臀大肌
膝关节屈曲	+	S1		坐骨神经	腘绳肌
膝关节伸展		L3,L4	+	股神经	股四头肌
踝关节背屈	++	L4		腓深神经	胫前肌
踝关节外翻		L5,S1		腓浅神经	腓骨长、短肌
踝关节跖屈		S1,S2	+	胫神经	腓肠肌、比目鱼肌
踝关节内翻		L4,L5		胫神经	胫后肌
踇指伸展		L5	巴宾斯基征	腓深神经	踇长伸肌

本表列出了常见的运动检查方法,包含了主要的肌肉,以及支配这些肌肉的神经和主要神经根。上运动神经元一栏指的是上运动神经元损伤造成的肌无力。